# ADELGAZA EN
# 15
## MINUTOS

## JOE
## WICKS

### The Body Coach

Título original: *Lean in 15*

© Joe Wicks, 2015

Primera publicación en 2015 por Bluebird, un sello de Pan Macmillan,
una división de Macmillan Publisher International Limited.

Fotografías de los platos e imágenes
de páginas 4, 29, 115, 184 © Maja Smend

Fotografías de ejercicios del capítulo 6 e imágenes
de las páginas 10–11, 22–3, 30–1, 100–01, 166–7,
192–3, 204–5, 212, 221 © Glen Burrows

Primera edición: enero de 2017

© de la traducción: Laura Fernández
© de esta edición: Roca Editorial de Libros, S. L.
Av. Marquès de l'Argentera 17, pral.
08003 Barcelona
actualidad@rocaeditorial.com
www.rocalibros.com

Impreso por Egedsa

ISBN: 978-84-16700-47-9
Depósito legal: B-22464-2016
Código IBIC: VFMD

Todos los derechos reservados. Quedan rigurosamente prohibidas,
sin la autorización escrita de los titulares del copyright, bajo
las sanciones establecidas en las leyes, la reproducción total o parcial
de esta obra por cualquier medio o procedimiento, comprendidos
la reprografía y el tratamiento informático, y la distribución
de ejemplares de ella mediante alquiler o préstamos públicos.

RE00479.

# CONTENIDO

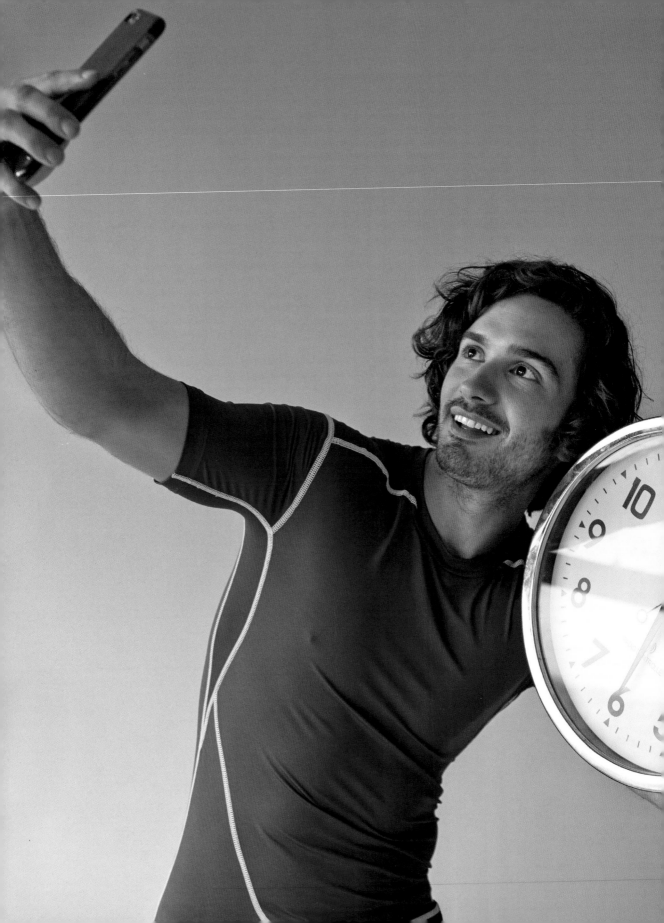

# UNOS CUANTOS DATOS SOBRE MÍ

////////////////////////////////////////////

Cuando subí mi primer vídeo #Leanin15 a Instagram a principios de 2014, nunca imaginé que acabaría escribiendo este libro. Todo empezó mientras me divertía un poco en la cocina con la intención de compartir recetas sencillas que ayudaran a otras personas a adelgazar.

Todas las recetas estaban listas al cabo de 15 minutos, y los vídeos solo duraban 15 segundos… De ahí el *hashtag* #Leanin15. Al principio nadie veía mis vídeos, y mis vecinos pensaban que estaba loco. Solían oírme cantar o exclamar «Vaya, esto es Adelgaza en 15» y «oooh, arbolitos enanos» (¡así es como llamo al brócoli, por cierto!).

> **Veía cada comida como una oportunidad para compartir una nueva receta**

Algunos de mis amigos me dijeron que lo que estaba haciendo era una tontería y que debería volver a concentrarme en el entrenamiento personal y en los *boot camps* (eso es lo que he estado haciendo encantado durante los últimos cinco años). Pero yo me estaba divirtiendo, así que continué de todas formas; a menudo subía hasta tres vídeos al día. Invertía mucho tiempo y energía parándome a grabar todo lo que cocinaba, pero veía cada comida como una oportunidad para compartir una nueva receta, y eso era lo que me motivaba para seguir.

Me sorprendió mucho descubrir que, pocos meses después, me estaban siguiendo cientos de miles de personas de todo el mundo, que preparaban mis recetas en casa y las compartían en la Red. Creo que la rapidez y la sencillez de mis recetas, sumado a lo bien que me lo pasaba, inspiraron a mucha de la gente que se involucró.

Soy una persona completamente autodidacta en lo que se refiere a la cocina, por eso nunca me complico la vida. Utilizo alimentos que cualquiera puede encontrar en el supermercado de su barrio, y eso significa que Adelgaza en 15 resulta accesible para todo el mundo y es perfecto para las personas que están muy ocupadas.

Mi intención también es inculcar pequeños cambios de vida en lugar de seguir una dieta estricta. A menudo suelo subir fotografías donde salgo yo comiendo en restaurantes y dándome algún capricho. Me encanta el *coulant* de chocolate: ¡culpable!

Pienso que la gente responde bien porque yo no como siempre «bien», y nunca finjo hacerlo. En realidad, antes seguía una dieta bastante sorprendente. Siempre he entrenado duro, pero nunca me había tomado muy en serio mi alimentación. Como la mayoría de las personas con vidas atareadas, me daba pereza cocinar y me excusaba diciendo que no tenía tiempo. Comía muchos cereales, bocadillos que podía engullir por el camino y comidas preparadas. Tomaba bebidas con gas y comía barritas de chocolate entre los entrenamientos de cliente y cliente. Durante ese tiempo, mi cuerpo no cambió mucho y no conseguía adelgazar. Al final descubrí que, por mucho ejercicio que hiciera, jamás lograría superar los excesos de una mala alimentación.

Hasta que no empecé a estudiar nutrición cuando me licencié en la universidad, no comprendí lo importante que es la alimentación para mis niveles de energía y para conseguir cambiar mi cuerpo. Cuantas más cosas comprendía, más fácil me resultaba transformar mi cuerpo. Luego empecé a aplicar esos conocimientos a mis clientes, y era increíble lo rápido que respondían sus cuerpos. Ayudarlos a transformar su constitución rápidamente significó que enseguida tuve la agenda completa como entrenador personal. Sin embargo, a pesar de dirigir dos *boot camps* llenos hasta los topes, solo conseguía trabajar con unas cien personas cada semana. No era suficiente para mí. Yo quería ayudar a que más personas consiguieran sus objetivos, así que empecé a invertir más energía en las redes sociales. Mediante Twitter, Facebook, YouTube e Instagram, era capaz de llegar a miles de personas a la vez, compartiendo contenidos en línea: videorrecetas, tablas de ejercicios y

> ❝ Mi intención también es inculcar pequeños cambios de vida en lugar de seguir una dieta estricta ❞

blogs. A medida que iban aumentando mis seguidores, empecé a darme cuenta de lo sorprendente que era en realidad la industria de las dietas. Recibía mensajes diarios de personas que estaban siguiendo deprimentes regímenes de choque hipocalóricos, y enseguida me resultó evidente que la gente no recibía la información adecuada, y entendí lo lejos que estaban dispuestos a llegar para perder peso. Descubrí que era demasiado común encontrar a personas que hacían dos horas de ejercicio diarias y consumían menos de mil calorías al día, y me molestó que hubiera gente viviendo así, tratando siempre de encontrar un atajo y sin conseguir nunca los resultados que querían. Conocí a personas muy infelices que vivían prisioneras de dietas que jamás les proporcionarían el cuerpo tonificado que deseaban. Estoy convencido de que tales dietas de choque han contribuido a la gran cantidad de desórdenes alimentarios y problemas con la imagen corporal que tenemos hoy en día. La gente se ha convencido de que la única forma de quemar grasa corporal es cortar de forma drástica las calorías que ingiere para crear un enorme déficit de energía, pero eso solo provoca un efecto yoyó, y las personas pasan años pendientes de su peso. Y esa forma de vivir no es saludable y no debería aceptarse como una norma.

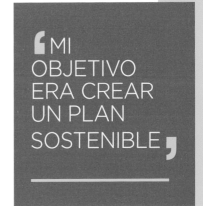

'MI OBJETIVO ERA CREAR UN PLAN SOSTENIBLE,

Un día, mientras estaba corriendo, decidí que quería hacer algo al respecto. Crearía un plan de nutrición y entrenamiento en línea para educar a personas y rescatarlas de esas dietas dañinas e insanas. Mi objetivo era crear un plan sostenible con comidas sabrosas que lograrían que la gente comiera más, se entrenara de una forma más eficaz (¡y durante mucho menos tiempo!) y quemara grasa.

Cada persona tiene unas demandas energéticas distintas. Mis planes de alimentos son únicos; creo planes alimentarios a medida flexibles y con opciones para conseguir que la gente logre resultados y los mantenga. Tras varios meses planificándolo, nació el plan «Modifícate, Moldéate y Mantente en 90 Días». Utilicé las redes sociales para promocionarlo y empecé a subir fotografías de personas antes y después de seguir el plan, así como testimonios por escrito. En aquel momento no tenía ni idea de lo que había creado y ni siquiera hoy en día soy capaz de creerme el éxito que he cosechado. Pero cuando creé una comunidad en línea, lo que hice fue, sin querer, conectar a miles de personas que estaban pasando por lo mismo. A medida que iba aumentando el número de clientes que se registraban en línea, tuve que ir alejándome de los *boot camps* y, al final, tuve que pasarle los clientes con los que trabajaba como entrenador personal a un amigo. Mi negocio había empezado a funcionar por Internet y cada vez era más global.

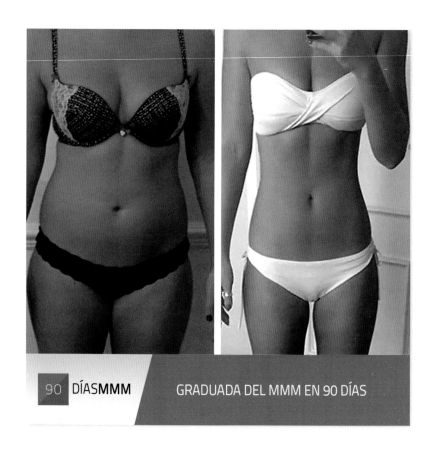

90 DÍASMMM      GRADUADA DEL MMM EN 90 DÍAS

Al principio, las personas que se apuntaban eran básicamente del Reino Unido, pero entonces empezó a sumarse gente de todo el mundo. Adelgaza en 15 empezó a oírse en lugares tan remotos como Australia, Suecia, Singapur y Dubái, y se unían a mi plan Modifícate, Moldéate y Mantente en 90 Días. Empecé yo solo contestando algunos correos electrónicos y enviando algunos planes cada semana, pero antes de darme cuenta tenía miles de clientes nuevos cada mes y un equipo de apoyo que me ayudaba a guiar a esas personas en su viaje.

Me encanta mi trabajo y, aunque nunca llego a conocer a ninguno de mis clientes, estoy muy orgulloso de todos ellos y la experiencia del día a día me inspira. Al ampliar los conocimientos nutricionales de la gente, he conseguido darles el poder para hacerse con el control y conseguir sus metas de un modo saludable y divertido.

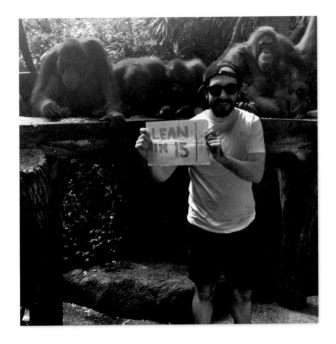

Ahora tengo
la misión de
ayudar todavía
a más personas

Como entrenador personal ahora tengo la misión de ayudar todavía a más personas. Es importante aclarar que mi negocio en Internet no apareció de un día para otro, fue creciendo de una forma orgánica y es fruto de mucho trabajo. La persona que compra mi método sin ni siquiera conocerme está demostrando confiar mucho en mí, y esa confianza se asienta sobre cientos de horas de interacción, vídeos y tweets. Yo no dejé de compartir y dar cuando nadie me escuchaba, y al final la gente empezó a escucharme.

Ahora ya sabéis un poco más sobre mí y acerca de cómo he llegado hasta aquí. Me emociona mucho poder compartir con vosotros mis conocimientos y mis recetas. Espero que disfrutéis del libro y que os inspire para cocinar, organizaros como profesionales y conseguir los cuerpos que siempre habíais querido tener.

Joe Wicks

**EL ENTRENADOR PERSONAL**

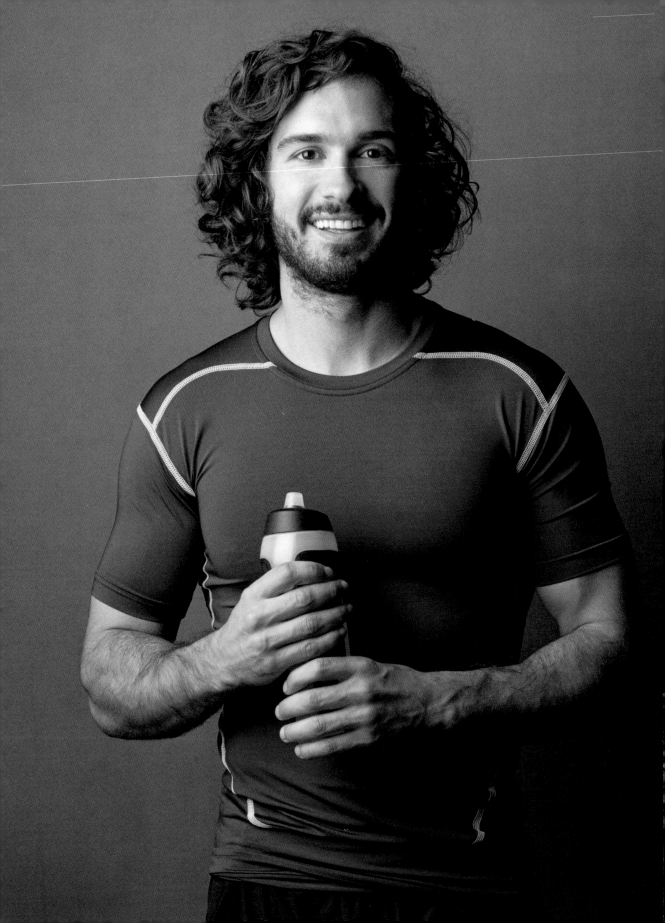

# 1

EL
PLAN
ADEL-
GAZA
EN 15

# ¡LAS DIETAS NO FUNCIONAN!

////////////////////////////////////////////

El problema de las dietas es que no funcionan, por lo menos a largo plazo. Es verdad que puedes perder peso al principio, en especial si reduces de forma drástica las calorías que ingieres, pero lo más probable es que pronto vuelvas a adoptar tus antiguos hábitos alimentarios y recuperes todo el peso perdido. Después de trabajar con miles de clientes, sé que solo se consigue el objetivo deseado cuando el programa es sostenible y la persona disfruta con él. Un plan tiene que ser fácil de seguir y no estresar, porque la vida ya es bastante estresante, y sencillamente no podemos pasar muchas horas metidos en la cocina cada día.

Por eso creé Adelgaza en 15. Por muy ocupado que estés, podrás hacerte con el control y encontrar un cuarto de hora para cocinar tus comidas y mantenerte en forma. Esto no es una dieta estricta, es una forma de vida que cambiará tu cuerpo y tu modo de comer para siempre. Cuando te haya enseñado a alimentarte correctamente, jamás tendrás que volver a seguir una dieta baja en calorías.

La mayoría de las recetas de este libro están listas al cabo de 15 minutos, y muchas de ellas se pueden preparar por adelantado, de forma que podrás cocinar el doble de cantidad y guardarte la comida para ese día o para la semana. Algunas de las recetas tardan un poco más de un cuarto de hora en estar listas y, técnicamente, no son «Adelgaza en 15», pero no te preocupes, ¡es porque están buenísimas y vale la pena esperar! Cuanto más ocupado estés, mayor será tu necesidad de preparar tus comidas por

> ❝ Solo se consigue el objetivo deseado cuando el programa es sostenible y la persona disfruta con él ❞

adelantado. Yo lo llamo «organización profesional», y es una de las técnicas que te ayudarán a conseguir tu objetivo. Explicaré mis mejores consejos para que consigas organizarte como un profesional un poco más adelante, no te despistes.

## Los atajos no existen

Quiero que ignores todos los anuncios que intentan venderte suplementos de hierbas para quemar grasas, batidos para sustituir comidas o zumos de frutas. Esos productos no son la solución. En realidad, esas dietas son el problema, porque van contra los principios básicos de la nutrición y el funcionamiento del metabolismo. Es más, hacen el negocio con la repetición, porque saben que cuando hayas perdido peso, lo recuperarás muy pronto y volverás a comprar más productos. Deseo ayudarte a romper ese círculo vicioso de una vez por todas.

La verdad es que para conseguir un cuerpo tonificado no hay atajos. Requiere tiempo, dedicación, entrenamiento constante y una nutrición adecuada. La buena noticia es que Adelgaza en 15 no te va a privar de grupos enteros de alimentos ni te hará pasar hambre como la mayoría de las dietas. Mi enfoque es completamente opuesto. Quiero animarte a pensar de otra forma y cambiar tu manera de ver las cosas. Deseo que comas más, y te voy a enseñar a alimentarte correctamente para que quemes grasa y fabriques músculo. Cuanto más músculo tengas, más eficiente será tu metabolismo, y eso significa que podrás comer más que antes. ¡Eso es triunfar!

También te voy a explicar la importancia de las grasas, las proteínas y los carbohidratos, para que puedas comprender con qué alimentarte y cuándo. Te resultará muy simple y sencillo adaptar mi idea a tu estilo de vida.

> **Quiero que comas más, y te voy a enseñar a alimentarte correctamente**

## Tu cuerpo es único

Las raciones de las recetas de este libro no están hechas específicamente para ti, porque sería imposible hacerlo sin saber más cosas sobre ti (tu peso actual, tu nivel de actividad, edad, etcétera). Cada cuerpo tiene unas necesidades energéticas únicas, por lo que tendrás que aumentar o reducir el tamaño de las raciones en función de tus niveles de actividad. Por ejemplo, si entrenas duro y tienes un trabajo muy físico, has de comer más que una persona que se pasa ocho horas sentada a una mesa y hace poco ejercicio. No tiene por qué ser difícil. Pronto empezarás a darte cuenta si notas que tienes energía o no, así que escucha a tu cuerpo, ¡y, por favor, no pases hambre! Aunque puedo adaptar las raciones a lecto-

> **Escucha a tu cuerpo, ¡y, por favor, no pases hambre!**

res individuales, la forma de comer que se propone en este libro (qué comer y cuándo) resulta muy efectiva para perder peso. La estructura es la misma que se plantea en el primer ciclo de mi plan: Modifícate, Moldéate y Mantente en 90 Días, que ha funcionado muy bien con decenas de miles de personas. Esta fase se denomina fase del «cambio» porque eso es lo que hace. Cambia la grasa no deseada y se consigue que tu cuerpo queme grasas en todo momento mediante una combinación de dieta y ejercicio (también he incluido una muestra de ejercicios HIIT —*High Intensity Interval Training*—, para hacer en casa y puedas probarlos: ver página 194).

## Entender los macronutrientes

Nuestras tres fuentes de energía principales (las grasas, las proteínas y los carbohidratos) se llaman macronutrientes. Todos son muy importantes para que nuestro cuerpo se mantenga tonificado, fuerte y sano. La forma de comer que encontrarás en este libro no elimina ninguno de estos grupos de alimentos de tu dieta, sino que te explicaré qué proporciones debes comer y en qué momentos para conseguir la mejor respuesta de tu cuerpo.

Cuando estás haciendo actividades de baja intensidad, como ver la televisión, ir de tiendas e incluso dormir, tu cuerpo básicamente se sirve de las grasas para alimentarse. Cuando la intensidad es más alta, extrae casi toda la energía de los carbohidratos que tienes almacenados. Voy a enseñarte a utilizar estos conocimientos para que sepas si tu cuerpo está utilizando la fuente de energía correcta en función de tus demandas.

## Hablemos de las grasas

Hemos sido injustos con las grasas, las hemos demonizado, hasta el punto de que la gente piensa que todas las grasas son malas y engordan, y se ha creado toda una industria que fabrica versiones bajas en grasas de alimentos comunes. A menudo, la grasa es lo primero que la gente elimina de su dieta cuando está intentando bajar peso. Pero todas las grasas no son iguales. Algunas (como los ácidos grasos trans que se encuentran en los alimentos procesados) deberían evitarse, pero hay otras que en realidad son esenciales para nuestro cuerpo, como el omega-3 (que hallamos en el pescado azul), y ayudan a reducir la inflamación. Se conocen como ácidos grasos esenciales (AGE), porque no se pueden fabricar en el cuerpo y se tienen que obtener a través de la alimentación. La grasa también desempeña un papel esencial en la absorción de las vitaminas: las vitaminas A, D, E y K son liposolubles, lo que significa que tu cuerpo no las puede absorber sin la presencia de grasas.

La gente también suele asociar la energía con los carbohidratos, pero en realidad las grasas son el macronutriente con mayor densidad de energía de todos. Las grasas proporcionan 9 kcal de energía por gramo, a diferencia de las escasas 4 kcal por gramo que aportan las proteínas y los carbohidratos. Esto significa que las grasas son una fuente de energía increíble que, además, mantiene estables los niveles de azúcar en sangre. La grasa también tarda más tiempo en digerirse, y eso significa que te sientes saciado durante más tiempo y tienes menos probabilidades de que acabes picando entre comidas.

## ¿Por qué las grasas son importantes?

Las grasas tienen varias funciones importantes para el cuerpo, por ejemplo:
  ★ Proporcionan energía.
  ★ Permiten la absorción de las vitaminas liposolubles.
  ★ Protegen los órganos, los nervios y los tejidos.
  ★ Ayudan a regular la temperatura corporal.
  ★ Todas las membranas celulares del cuerpo necesitan la grasa para protegerse, y también se precisa grasa para fabricar células sanas nuevas.
  ★ Las grasas forman parte de la producción de hormonas esenciales para el cuerpo.
  ★ Ayudan a tener un pelo, una piel y unas uñas sanas.

## ¿Cuántas clases de grasas existen?

Existen tres clases de grasas:
  ★ Las saturadas: grasas animales, mantequilla, huevos, queso, aceite de coco.
  ★ Las monosaturadas: nueces, aguacate, aceite de oliva virgen extra, aceite de cacahuete, aceite de sésamo.
  ★ Poliinsaturadas: aceite de girasol, aceite de nuez, aceite de linaza, y los pescados azules como el salmón y la caballa.

Las grasas saturadas tienen muy mala reputación desde los años cincuenta, cuando un estudio afirmó que su consumo aumentaba los niveles de colesterol malo y que eso provocaba enfermedades de las arterias coronarias y del corazón. A posteriori, este estudio fue muy criticado porque no tenía en cuenta aquellos países en los que sus habitantes consumían una gran cantidad de grasas saturadas y, sin embargo, gozaban de bajos niveles de enfermedades cardiovasculares. Por desgracia, esta hipótesis sobre la dieta del corazón influyó en las decisiones que los gobiernos tomaban en materia de salud y empezó a florecer la industria de los alimentos bajos en grasas. En lugar de comer grasas, nos animaban a ingerir más carbohidratos, como cereales, arroz y pasta. Pero, desde entonces, las muertes derivadas de la obesidad, la diabetes y las enfermedades cardiovasculares no han dejado de aumentar.

Irónicamente, las últimas investigaciones sugieren que las grasas saturadas de la mantequilla, la leche, la nata, los huevos y el aceite de coco, en realidad, hacen aumentar los niveles de colesterol bueno en sangre y benefician al corazón, por lo que no hay por que temer a esos alimentos. Aunque esto no significa que puedas sentarte y comerte un queso entero. A fin de cuentas, las grasas aportan muchas calorías, por lo que tienes que comer de todo con moderación y siempre acorde con tus necesidades energéticas.

## Grasas monosaturadas

Las grasas monosaturadas que se encuentran en alimentos como el aceite de oliva virgen extra, los aguacates y las nueces son estupendas para aumentar los niveles de colesterol bueno. Este es uno de los motivos de que un puñado de nueces, semillas o medio aguacate sean un refrigerio estupendo. Al contrario que las barritas de cereales azucaradas y el chocolate, estos tentempiés también mantendrán estables los niveles de azúcar en sangre, así como tus niveles de energía, durante más tiempo.

## Grasas poliinsaturadas

Las grasas poliinsaturadas se encuentran en los pescados azules como el salmón y la caballa, y son una fuente fantástica de ácidos grasos omega-3. Se consideran antiinflamatorios, lo que significa que reducen el riesgo de heridas y enfermedades crónicas. Yo no soy un gran admirador del pescado y no me acerqué a él durante los primeros veinticinco años de mi vida, pero me he ido acostumbrando a comerlo porque me he dado cuenta de que es importante para mi salud. Ningún puñado de cápsulas de aceite de pescado omega-3 superará nunca un buen filete fresco de salmón salvaje, así que intenta comerlo, por lo menos, un par de veces a la semana.

## Grasas malas

Las grasas hidrogenadas que tenemos que eliminar de nuestra dieta no se encuentran solo en los dulces, las pastas y la comida rápida. También están escondidas en muchos productos bajos en grasas. Las comidas preparadas

> **Un puñado de nueces, semillas o medio aguacate son un refrigerio estupendo**

bajas en grasas, por ejemplo, pueden ser bajas en grasas saturadas, pero suelen estar llenas de ácidos grasos trans hidrogenados para aumentar el tiempo antes de que caduquen. Mi consejo es que cocines todas tus comidas desde cero y evites las comidas preparadas siempre que te sea posible.

## ¿Con qué debería cocinar?

Cuando leas las recetas verás que, básicamente, utilizo aceite de coco, mantequilla o aceite de oliva virgen extra para cocinar (esto se debe a que estas grasas son más estables cuando se calientan a altas temperaturas). Al contrario que los aceites vegetales procesados poliinsaturados, que al calentarse se vuelven más inestables. Eso significa que se oxidan con facilidad y producen radicales libres, y te aseguro que no querrás tenerlos en el cuerpo. Cuando los radicales libres atacan las moléculas de grasa, desarrollan unas propiedades similares a los ácidos grasos trans, y eso aumenta los niveles de colesterol malo de tu sangre al mismo tiempo que se reducen los niveles de colesterol bueno: un efecto de revés doble que no es positivo para la salud de tu corazón.

## ¿Y qué pasa con las proteínas?

Las proteínas son la base de todas las comidas del plan Adelgaza en 15. Su presencia es constante tanto en los días de entrenamiento como en los de descanso. Las proteínas son esenciales para:
- ★ Conservar la estructura y la fortaleza de las células y los tejidos.
- ★ Regular el metabolismo.
- ★ Producir hormonas.
- ★ La reparación y el crecimiento de los tejidos musculares.
- ★ Fortalecer el sistema inmunológico.

## ¿De dónde debería extraer las proteínas que como?

Una vez en el cuerpo, las proteínas se descomponen en aminoácidos. Muchas de mis recetas contienen fuentes de proteínas animales, como los huevos, el pescado, el pollo y la ternera. Se considera que estos alimentos son fuentes de proteínas completas porque contienen todos los aminoácidos esenciales que el cuerpo necesita. Si eres vegetariano puedes optar por el tofu o el quorn, pero tendrás que comer cantidades mucho mayores para conseguir el nivel necesario de proteínas.

> **Prepara todas tus comidas desde cero y evita las comidas preparadas siempre que te sea posible**

‘LO QUE QUEMA GRASA ES LA COMIDA DE VERDAD, Y NO EL POLVO ’

## Proteína en polvo

Yo siempre digo que lo que quema grasa es la comida de verdad, y no el polvo. Con esto me refiero a que los suplementos solo deberían utilizarse al mismo tiempo que se hace una dieta saludable, y no para sustituir la comida de verdad. Sin embargo, cuando leas las recetas verás que a veces, como, por ejemplo, en el plato de copos de avena, utilizo la proteína en polvo. La proteína de suero de leche es un complemento ideal para tomar después de hacer ejercicio, porque enseguida llega al músculo y los aminoácidos pueden empezar a reparar y a reconstruir las fibras musculares inmediatamente después de la sesión de ejercicios. Si necesitas una alternativa sin lactosa (la proteína de suero de leche es un derivado de la lactosa), podrías probar una proteína en polvo vegana, como la de cáñamo o la de guisante.

## Hablemos de los carbohidratos

Hay mucha confusión respecto a los carbohidratos (qué carbohidratos son buenos y cuáles son malos, y cuándo se pueden comer y cuándo no). Te voy a aclarar todo esto y te voy a demostrar que pueden ser una gran fuente de energía.

Todos hemos oído el mito ridículo de que comer carbohidratos después de las seis de la tarde engorda. ¡Eso es una tontería! Los carbohidratos no engordan. Lo que nos hace acumular grasa es la sobrealimentación y comer por encima de las demandas energéticas de nuestro cuerpo. Por tanto, siempre que comas la cantidad correcta cada día, no acumularás grasa, sino que serás capaz de entrenar con más intensidad y generar más músculo, con lo que conseguirás un cuerpo más tonificado.

## ¿Cuándo necesitamos comer carbohidratos?

★ Los carbohidratos son la principal fuente de energía para los músculos durante las sesiones de ejercicio intensas.
★ Son necesarios para un correcto funcionamiento del sistema nervioso central, los riñones y los músculos.
★ Los carbohidratos también contienen fibra, que es importante para conseguir una buena salud intestinal y una buena digestión.
★ Son esenciales para el buen funcionamiento del cerebro.

# La brigada anticarbohidratos blancos

Hay mucha gente que parece tener miedo a comer pan blanco, pasta y arroz, e intentan eliminar esos alimentos de sus vidas. A esas personas las llamo «la brigada anticarbohidratos blancos». Se aferran a la creencia de que cuando están intentando quemar grasas no pueden comer carbohidratos blancos, y se limitan a comer solo las versiones marrones e integrales de dichos carbohidratos, pero en realidad no tienes por qué tenerles miedo a los carbohidratos blancos.

Aunque es cierto que los carbohidratos integrales tienen un aporte glucémico inferior, y eso significa que al ingerirlos no aumentan tanto los niveles de azúcar como al comer carbohidratos blancos, después de hacer ejercicio a tu cuerpo le encanta consumir alimentos con altos niveles glucémicos. Cuanto mayor sea el nivel glucémico de un alimento, más altos serán los niveles de glucosa en sangre, cosa que favorecerá que el páncreas fabrique insulina. Sin embargo, la reacción de la insulina será mayor después de hacer ejercicio, porque de esa forma los nutrientes de los carbohidratos que hayas ingerido llegarán antes a los músculos. Si combinamos carbohidratos que contengan altos niveles glucémicos con otros con los niveles más bajos, como el azúcar con los copos de avena, reduciremos los niveles glucémicos generales y el aumento del nivel de azúcar en sangre.

En resumen, si te encanta el arroz integral, come arroz integral, pero si te mueres por un buen cuenco de arroz blanco o un panecillo de pan blanco, lo que debes saber es que el mejor momento para comértelo es justo después de hacer deporte.

## ¿Cómo comeré?

Comerás en función de tus demandas energéticas. Eso significa que comerás de forma distinta los días que hagas deporte que los días de descanso.

Te asegurarás de que tu cuerpo está empleando la fuente de energía correcta, en función de tus demandas energéticas; es decir, carbohidratos después de hacer deporte, y grasas como fuente de energía estable para el resto del día y la noche, y en los días de descanso.

Las recetas de este libro están divididas en tres secciones:
1. Comidas bajas en carbohidratos: ricas en grasas saludables y proteínas.
2. Comidas para recargar la energía después de hacer ejercicio: altas en proteínas y carbohidratos.

> **Comerás de forma distinta los días que hagas deporte que los días de descanso**

3. Refrigerios y caprichos: refrigerios dulces y sabrosos y caprichos deliciosos.

**El día que hagas ejercicio** ingerirás dos comidas bajas en carbohidratos, una comida para recargar energía y dos refrigerios.

**El día de descanso** ingerirás tres comidas bajas en carbohidratos y dos refrigerios.

## ¿Por qué tengo que comer así?

La estructura de mis comidas para recargar energía después de hacer ejercicio resulta muy efectiva para perder grasa. Tu cuerpo almacena carbohidratos en el hígado y en los músculos en forma de glucosa y, después de hacer ejercicio, se agotan, de forma que necesitarás «recargarlas» y llenar esos cajones después de entrenar. Cuando consumes carbohidratos, se descomponen en azúcares, y eso aumenta los niveles de azúcar en sangre, haciendo que el páncreas libere insulina. Recuerda que eso es bueno que ocurra justo después de hacer ejercicio, porque la insulina traslada los nutrientes de la comida rápidamente hasta los músculos, para que puedan hacer su trabajo reparándolos y reconstruyéndolos.

Cuando no estás haciendo ejercicio intenso, tu cuerpo extrae la energía básicamente de las grasas. Y por eso tienes que reducir la ingesta de carbohidratos los días de descanso y aumentar tu ingesta de grasas. Es posible que al principio te cueste cambiarlo. Psicológicamente, podrías tener la sensación de que cuentas con poca energía, pero no olvides que todavía le estás proporcionando energía a tu cuerpo, solo que lo estás haciendo mediante las grasas en lugar de los carbohidratos. Pronto te acostumbrarás, no te desanimes. Y recuerda que estás comiendo para estar en forma.

## ¿Qué comidas debería elegir?

El plan de entrenamiento es flexible y todas las comidas son intercambiables. Esto significa que puedes tomar tortitas proteicas para desayunar o para comer, en función de cuándo entrenes. Solo tienes que recordar que te estás «ganando» esos carbohidratos con el ejercicio, por lo que siempre deberás elegir una de las comidas para recargar carbohidratos después de entrenar, al margen de lo tarde que hagas el ejercicio.

Si hay alguna receta que te apetezca probar, pero contiene algún ingrediente que no te gusta, como cebolla o pimiento, limítate a cambiarlo por algo similar que te guste. Y puedes hacer lo mismo con las proteínas (por ejemplo, si no te gusta la carne picada de ternera, siempre puedes comer carne picada de pavo).

También he incluido unos cuantos caprichos en el libro, pero solo deberías comerlos una o dos veces por semana, y siempre después de hacer ejercicio.

## El alcohol y nuestra forma de quemar grasas

Siempre soy muy sincero y realista con mis clientes por lo que se refiere a la ingesta de alcohol. Nunca les pido que lo dejen por completo, porque esa es una elección personal que deben tomar ellos. Solo les recuerdo que cuanto menos alcohol tomen, más tonificados estarán. Es muy sencillo: el alcohol te impide quemar grasas, porque interfiere en los caminos metabólicos normales del cuerpo, como, por ejemplo, el proceso para quemar grasas.

Además de no dejarte quemar grasas, también contribuye de forma significativa a la ingesta de calorías diarias. Es muy fácil beberse un buen montón de calorías a través del alcohol sin darse cuenta, y eso puede tener repercusiones en tu sesión de entrenamiento y tu alimentación al día siguiente. Cuando tienes resaca, es muy probable que no tengas ganas de hacer ejercicio ni de comer particularmente bien (personalmente, yo, cuando tengo resaca, me como todo lo que veo, incluido un tarro de helado tras otro).

Al final tendrás que encontrar tu propio equilibrio, pero si de verdad quieres ponerte en forma y transformar tu cuerpo, tendrás que sacrificar las copas cuando salgas por las noches. Podría ser que el alcohol sea lo que te esté impidiendo conseguir el cuerpo que deseas.

## Hidratación

Muchas personas subestiman la importancia de la hidratación para quemar grasas. Casi las dos terceras partes del cuerpo humano están compuestas de agua, y se necesita para todo, desde la eliminación de desperdicios hasta la lubricación de las articulaciones o la regulación de la temperatura corporal. También ayuda al metabolismo, por lo que el consumo de agua es vital para maximizar la capacidad de tu cuerpo para quemar grasas. Por regla general, recomiendo una ingesta de agua de entre dos y cuatro litros al día. Puede parecerte mucho, pero hará maravillas con tu cuerpo, tanto por dentro como por fuera. Si no te gusta el agua sola, intenta añadirle un poco de menta, limón o lima para darle un poco de sabor.

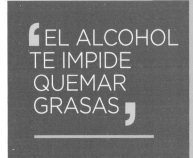

'EL ALCOHOL TE IMPIDE QUEMAR GRASAS,

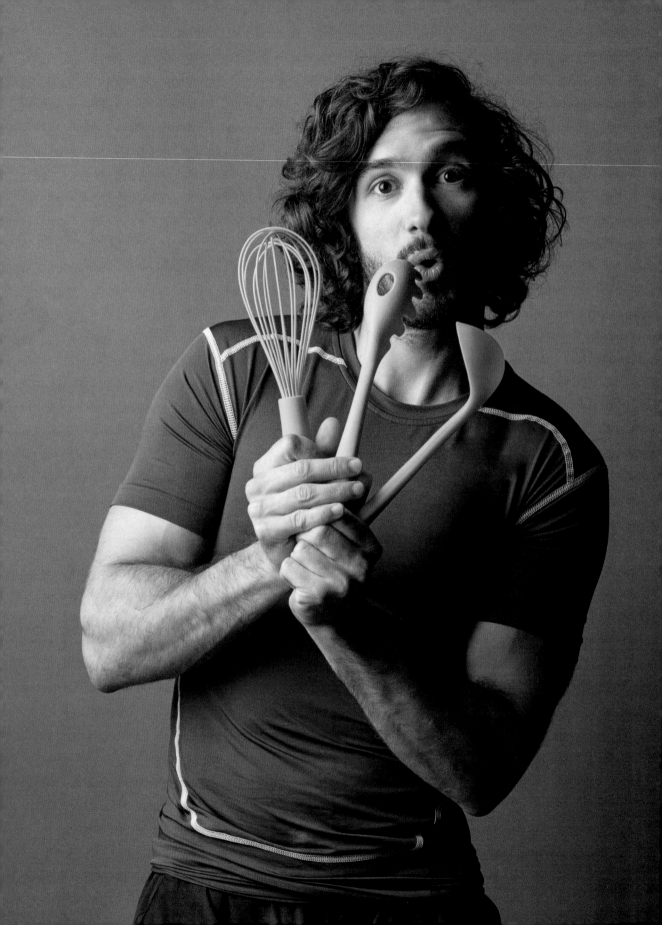

# PARA EMPEZAR

2

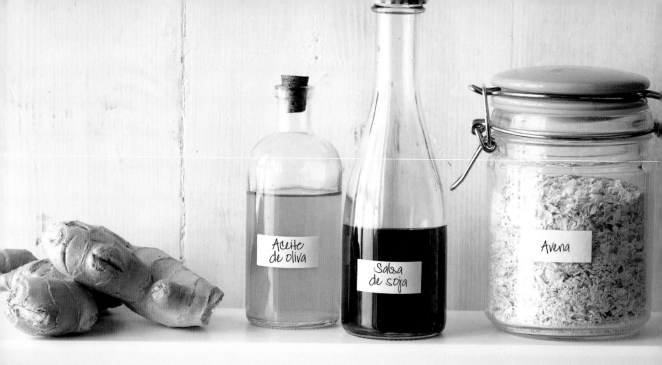

Aceite
de oliva

Salsa
de soja

Avena

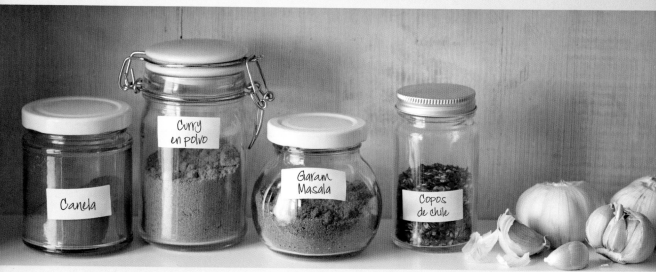

Canela

Curry
en polvo

Garam
Masala

Copos
de chile

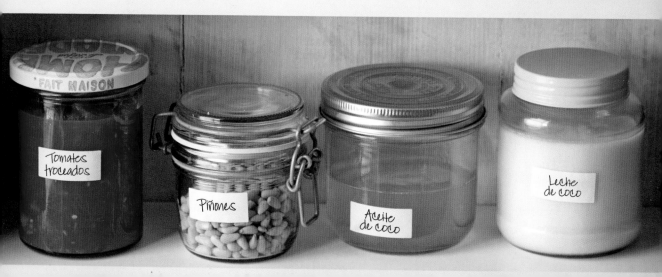

Tomates
troceados

Piñones

Aceite
de coco

Leche
de coco

# PARA EMPEZAR

/////////////////////////////////////////////

**❝ ¡Se acabaron los productos bajos en calorías, light o bajos en grasas! ❞**

Espero que ahora entiendas mejor lo que son los macronutrientes y cómo tienes que utilizarlos para recargar la energía de tu cuerpo y estar en forma. ¡Se acabaron los productos bajos en calorías, light o bajos en grasas! A partir de ahora comerás alimentos deliciosos, te sentirás lleno de energía cada día y podrás transformar tu cuerpo.

## PASO 1:
## PLANIFÍCATE

Planificar por adelantado las comidas y el ejercicio que vas a hacer durante la semana es el primer paso para conseguir el éxito. Quizá no consigas seguirlo al cien por cien, porque es inevitable que a lo largo de la semana surjan cosas que no puedas controlar. La vida es así, pero es importante que te pongas metas diarias: si solo puedes hacer tres sesiones de ejercicios a la semana, deberías poner eso en tu plan. Elabora un plan realista y alcanzable, porque si vas consiguiendo pequeños objetivos diarios, lograrás más motivación para seguirlo.

Empieza anotando tus sesiones de ejercicios y tus comidas en una tabla como la que te adjunto de muestra en la página 214. Así podrás programar las sesiones de ejercicios y confeccionar una lista de la compra para preparar las comidas.

# ORGANIZACIÓN PROFESIONAL

Ahora que ya lo tienes todo planificado, es la hora de hacer la compra y empezar a organizarte como un profesional. Eso significa que durante el fin de semana tendrás que pasar un par de horas en la cocina para prepararte para el éxito. Quizá te parezca un rollo tener que empezar por ahí, pero el proceso cada vez será más rápido y más organizado, y pronto se convertirá en un hábito sencillo para ti. Proporciona mucha satisfacción saber con qué estás recargando tu cuerpo, y de esta forma podrás dejar de comprar comida basura en cualquier esquina cuando tengas hambre. Podrás salir de casa y dejar la comida y la cena preparada para que, después de un largo día de trabajo o cuando salgas tarde del gimnasio, solo tengas que llegar, calentarte la comida y recargar rápidamente tu cuerpo.

Cuanto más ajetreado sea tu estilo de vida y tu trabajo, mayor será tu necesidad de dejar las cosas preparadas. Hay quien prefiere cocinar y dejar la comida preparada una semana antes. Personalmente, yo soy más de comer un poco más fresco, así que lo que hago es preparar mis comidas con un día o dos de antelación y guardarlas en la nevera. Luego, o bien me lo como frío, o bien lo caliento en el microondas o en el horno. No hay una forma correcta y una incorrecta de hacerlo. Solo tienes que conseguir hacerlo de la forma que te resulte menos estresante y que encaje con tu estilo de vida, así será más probable que te ciñas a tu plan y adoptes buenos hábitos.

> **Yo preparo mis comidas con un día o dos de antelación y las guardo en la nevera.**

# ¡SAL A POR PROVISIONES!

Ahora que ya sabes organizarte como un profesional, necesitarás unas cuantas herramientas esenciales e ingredientes para empezar a poner en marcha tu plan:

1. Una báscula: para pesar los ingredientes y controlar las proporciones.
2. Tuppers: para guardar y organizar las sabrosas comidas que ingerirás durante la semana.
3. Un wok y una sartén decentes: no hay nada peor que un wok malo, invierte en uno bueno.
4. Ingredientes básicos: compra algunos ingredientes básicos y llena los cajones y la nevera, así siempre tendrás de todo.
5. Una botella de agua para rellenar: para asegurarte de que siempre estás hidratado y poder llevar el control del agua que bebes cada día.

# INGREDIENTES BÁSICOS PARA LA DESPENSA

//////////////////////////////////

Garam masala

Curri en polvo

Jengibre fresco

Canela en polvo

Ajo

Copos de chile

Piñones

Latas de tomates

Avena

Salsa de soja light

Aceite de oliva

Aceite de coco

Leche de coco

# ¡DESHAZTE DEL ESCALÓN TRISTE!

//////////////////////////////////

Llamo escalones tristes a las básculas, porque eso es exactamente lo que son: te subes ahí cada día, y luego te pones triste cuando no aparecen los números que te gustaría ver. Lo que suele ocurrir entonces es que la gente pierde la motivación, se atiborra de comida basura o abandona el plan definitivamente. No quiero que vuelvas a preocuparte por los números.

La verdad es que, cuando uno intenta alcanzar una meta respecto a su salud o su estado de forma, la peor forma de medir el éxito es utilizando el escalón triste. Ha llegado la hora de que la tires por la ventana. Porque no importa lo duro que entrenes, o lo bien que comas, las básculas no pueden medir algunos de los aspectos más importantes de tu cuerpo, tu salud y tu bienestar.

Cosas que no puede medir el escalón triste:

**Tu estado de forma**

**Tus niveles de energía**

**Tu fortaleza**

**Los cambios en la composición de tu cuerpo**

**Tu sensación de éxito**

**Tu seguridad**

**Tu felicidad**

> **❝ No quiero que vuelvas a preocuparte por los números ❞**

Una gran herramienta de motivación que te ayudará a valorar tus progresos es hacerte fotos del cuerpo. Yo te aconsejo que te hagas las fotos el último día de cada mes: las imágenes te demostrarán tus verdaderos progresos y te mantendrán motivado para seguir adelante, incluso cuando el espejo empiece a jugarte malas pasadas y te convenzas de que no has cambiado.

## GO! EMPIEZA A TONIFICARTE

Cuando tengas planificadas las comidas y las sesiones de ejercicio, podrás iniciar tu viaje hacia una versión de ti mismo más en forma, más fuerte y más tonificada. Recuerda que perder grasa es un viaje, no una carrera, así que sé paciente y constante.

## SOCIALIZA

Si quieres ver más recetas o compartir tus comidas y progresos conmigo, envía y etiqueta tus fotografías con el *hashtag* #Leanin15 en Twitter, Instagram y Facebook @thebodycoach.

Para conseguir más ejercicios HIIT, pásate por mi canal de YouTube: TheBodyCoachTV.

> **' Perder grasa es un viaje, no una carrera '**

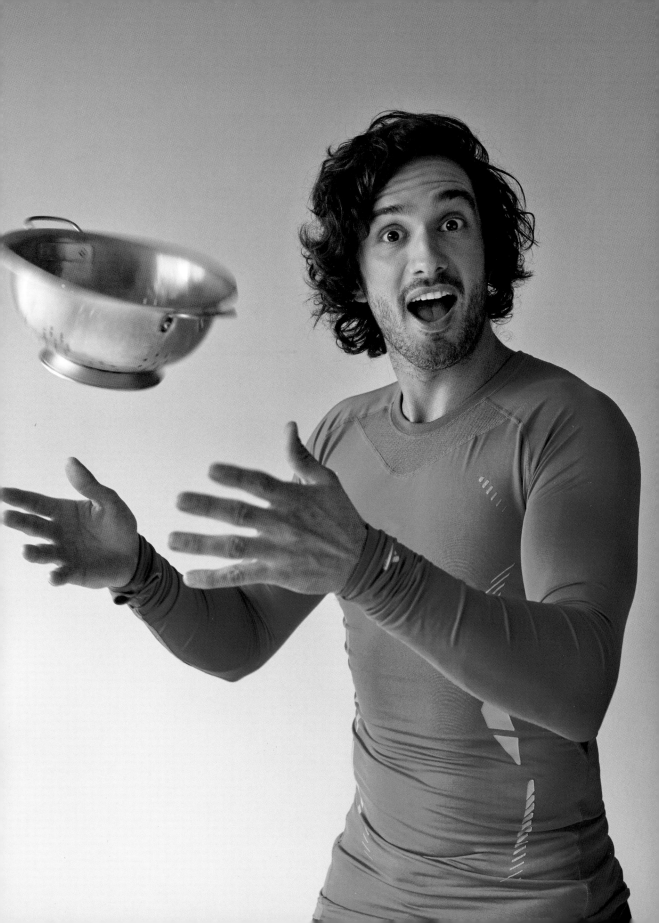

# RECETAS BAJAS EN CARBOHIDRATOS

3

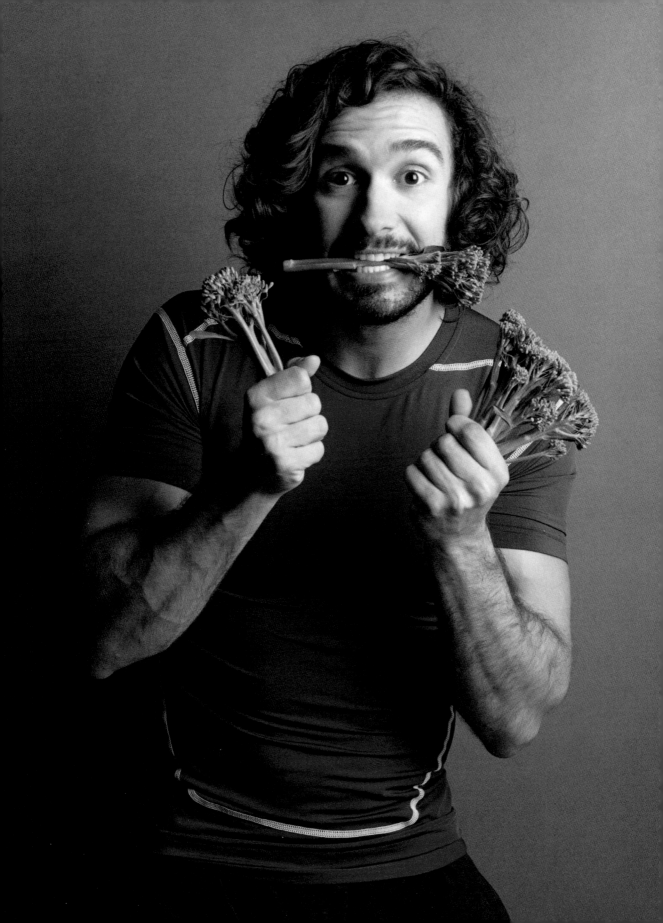

# BATIDO DE FRUTOS SECOS Y MANGO

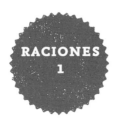

**RACIONES 1**

## INGREDIENTES

125 g de mango en tiras
2 cdas. de almendras
  o mantequilla de anacardo
unos cuantos cubitos de hielo
un puñado de frambuesas
2 cdas. de yogur griego entero
una cucharada sopera (30 g)
  de proteína en polvo con sabor
  a vainilla o a fresa
100 ml de leche de almendra

Este batido es ideal para desayunar cuando se tiene prisa. Contiene grasas saludables y una cucharada de proteína en polvo. Es mucho mejor que cualquier cuenco de cereales. Aunque tienes que intentar no acostumbrarte a tomar batidos cada día. Como digo siempre, la comida de verdad siempre es mejor que el polvo.

## PREPARACIÓN

Mete todos los ingredientes en la batidora y tritúralos hasta que estén bien mezclados.

## ★ CONSEJO

¡Cuidado! No te vuelvas loco con los frutos secos. Aunque son una gran fuente de proteínas, fibras y grasas esenciales, también tienen muchas calorías. Es muy fácil abrir una bolsa de 200 g y comérsela entera sin sentirse lleno. Pero recuerda que cada gramo tiene 9 kcal, por lo que comer demasiados frutos secos no te ayudará a quemar grasa. Te recomiendo que no comas más de 25 o 30 g. También es importante que intentes comer distintas clases de frutos secos, porque contienen diferentes vitaminas. Mis preferidos son las almendras, las nueces y los anacardos.

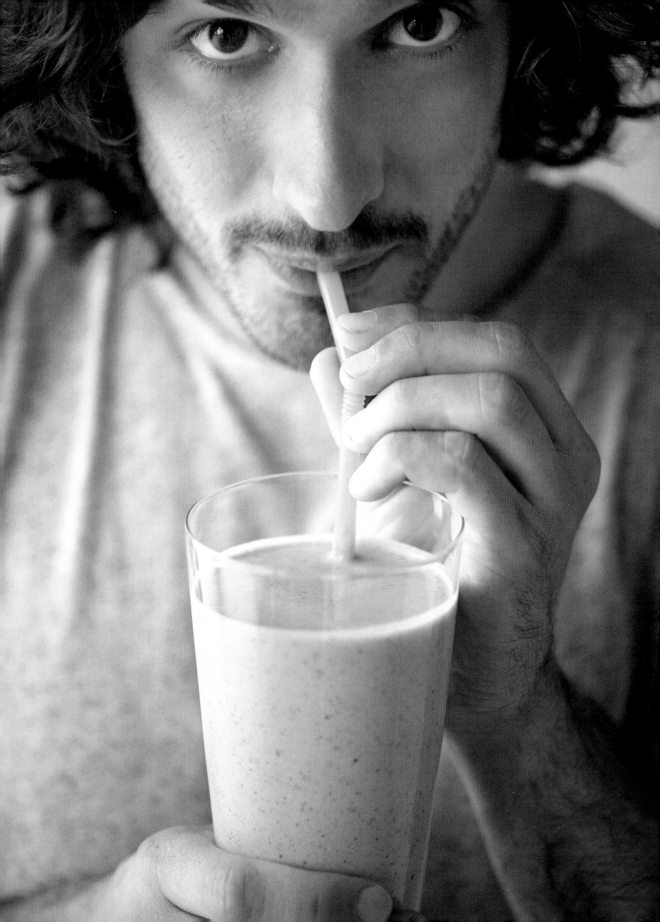

# BATIDO RICO EN GRASAS

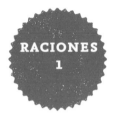

**RACIONES 1**

Este es otro buenísimo batido bajo en carbohidratos que puedes tomar cuando tengas prisa. La leche de almendra y el aguacate te proporcionan grasas saludables que te darán energía, pero, si quieres, le puedes añadir una cucharada de tu proteína en polvo preferida para hacerlo más potente. Asegúrate de que utilizas un aguacate maduro.

## INGREDIENTES
El zumo de 2 limas
200 ml de leche de almendras
un puñado de moras
un puñado de arándanos
½ aguacate troceado
3 cdas. de yogur griego entero
1 cda. de miel

## PREPARACIÓN
Mete todos los ingredientes en la batidora y tritúralos hasta que estén bien mezclados.

## ★ CONSEJO

Para mí el aguacate es un héroe de la nutrición porque aporta un montón de beneficios para la salud. Es una gran fuente de ácido oleico monoinstaurado que, según han demostrado muchos estudios, reduce los niveles de colesterol malo al mismo tiempo que aumenta los niveles del colesterol bueno o HDL. Eso significa que ese pequeño canalla es bueno para el corazón.

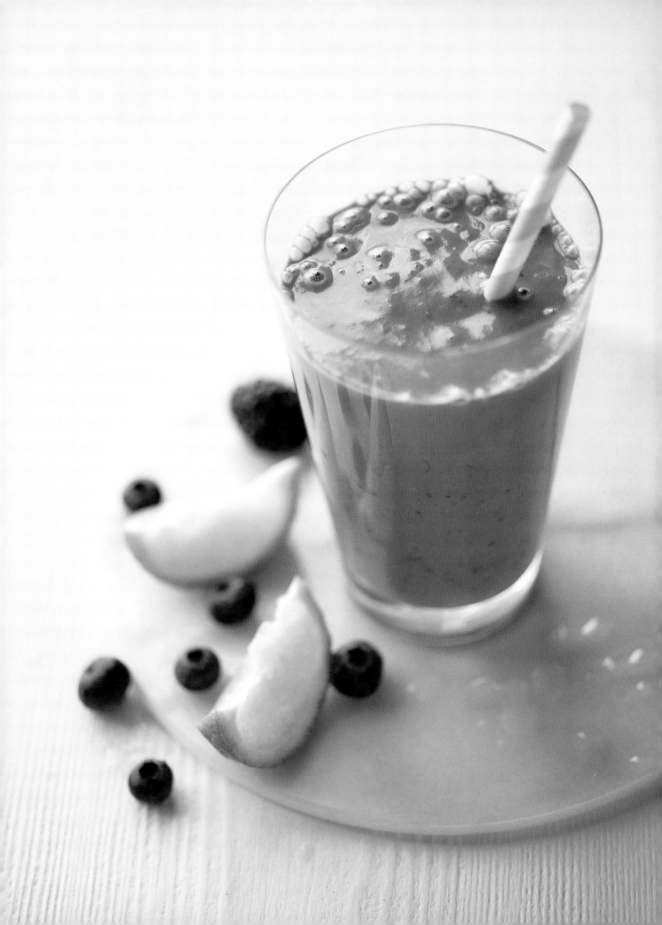

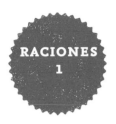

# COPOS DE AVENA CON CANELA BAJOS EN CARBOHIDRATOS

## INGREDIENTES

22 g de semillas de chía

22 g de semillas de lino dorado

40 g de coco sin endulzar bien picado

30 g de copos de avena –arrollada o cortada, no preparada

¾ cda. de canela molida

300 ml de leche de almendra (le puedes añadir un poco más si fuera necesario)

3 cdas. de yogur griego entero

A mí siempre me gusta animar a la gente para que olvide los cereales del desayuno, pero no tiene nada de malo comerse un buen cuenco de copos de avena. Al añadirle semillas de chía y de lino conseguimos esos importantes y esenciales ácidos grasos omega-3. Este desayuno te dejará saciado y lleno de energía hasta la hora de la comida.

## PREPARACIÓN

Vierte todos los ingredientes menos el yogur en una sartén pequeña y rehógalos con suavidad a fuego lento durante 5 o 6 minutos hasta que te guste la consistencia; añádele un poco de leche de almendra si la avena queda demasiado apelmazada.

Sírvelo en un cuenco, ponle el yogur encima y listo.

### ★ CONSEJOS

Las semillas de lino son una gran fuente de micronutrientes, fibra alimentaria, vitamina B1 y un ácido graso omega-3 llamado alfa-linoléico (ALA). Si no te gusta comer pescado azul, intenta incorporar las semillas de lino a tus comidas más a menudo

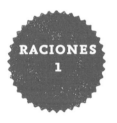

## INGREDIENTES

155 ml de agua de coco

2 cdas. de manteca de almendra

25 g de hierba de trigo fresca (o 5 g si es en polvo)

1 cda. de proteína en polvo con sabor a vainilla

1 manzana, quítale el corazón y pícala bien

20 g de semillas de lino

un puñado de hojas de espinacas baby

unos cuantos cubitos de hielo

# BATIDO VERDE

Las madres siempre nos dicen que tenemos que comernos la verdura, así que allá vamos. Si no eres muy amigo de las hojas verdes, esta es la oportunidad perfecta para disfrazarlas un poco. La hierba de trigo es muy buena para tu salud, pero, de la misma forma que ocurre con las pastas de extracto de levadura, o te encanta, o lo odias. Si no te gusta, no la uses para la receta y añádele más espinacas o un poco de col rizada.

## PREPARACIÓN

Mete todos los ingredientes en una batidora y pícalos a máxima velocidad durante 1 minuto o hasta que el batido adquiera la textura que más te guste.

# ENSALADA DE POLLO CON CUSCÚS DE COLIFLOR

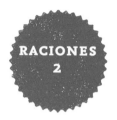

**RACIONES**
**2**

## SE PUEDE PREPARAR CON ANTELACIÓN

### INGREDIENTES

1 coliflor troceada

4 cdas. de granada

5 tomates secos troceados

2 pimientos del piquillo
  troceados

2 cdas. de aceite de nuez
  o aceite de oliva

4 cdas. de nueces troceadas

½ manojo de cebollino muy bien
  picado

½ manojo de perejil, solo las
  hojas, picadas

un buen puñado de hojas
  de espinacas baby

400 g de pechuga de pollo
  sin piel a la plancha (el pollo
  de corral es perfecto)

el zumo de 1 limón

Siempre he pensado que la coliflor está infravalorada e infrautilizada. Es extremadamente nutritiva y contiene muchas cosas buenas. Utiliza esta receta como base para experimentar con otras combinaciones de sabores, pruébala con caballa ahumada en lugar de pollo, por ejemplo. Si quieres un plato caliente, solo tienes que calentar la coliflor por separado y luego añadirle el resto de los ingredientes.

### PREPARACIÓN

Mete los trozos de coliflor en una picadora y tritúralos hasta que adquieran textura de cuscús.

Traspasa el cuscús de coliflor a un cuenco grande y añádele los demás ingredientes, excepto el pollo y el zumo de limón. Mézclalo todo bien.

Sirve el cuscús en los platos, agrégale el pollo y un buen chorro de zumo de limón.

# POLLO CON QUESO, CHORIZO Y ESPINACAS

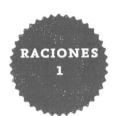

## INGREDIENTES

½ cda. de aceite de coco
   o de oliva
75 g de chorizo cortado en dados
½ cebolla roja cortada en dados
240 g de pechuga de pollo sin
   piel cortada en tiras de 1 cm
sal y pimienta
4 tomatitos cherry cortados
   por la mitad
3 puñados grandes de hojas
   de espinacas baby
1 bola de mozzarella troceada
20 g de piñones

Este es uno de los platos más sencillos que te puedas imaginar.
¡Y el queso fundido está taaaaaan rico! También lo puedes preparar
con langostinos o carne picada de pavo, si quieres.

## PREPARACIÓN

Calienta el aceite de coco en una sartén grande a fuego medio. Añádele
el chorizo y sofríelo durante 1 minuto. Agrégale la cebolla y rehógalo todo
durante otro minuto.

Sube el fuego al máximo e incorpora el pollo con un puñado generoso
de sal y pimienta. Remueve durante unos 3 minutos, el pollo debería
quedarte bien hecho.

Añade los tomatitos cherry y rehoga la mezcla durante unos minutos más
o hasta que empiecen a deshacerse. Incorpora las hojas de espinacas
y remueve hasta que reduzcan su tamaño.

Utiliza una cuchara de madera para hacer pequeños huecos por entre
el pollo y los vegetales, y mete los trozos de mozzarella. Apaga el fuego
y deja que se funda el queso antes de servir la deliciosa mezcla en un
plato y añadirle los piñones por encima.

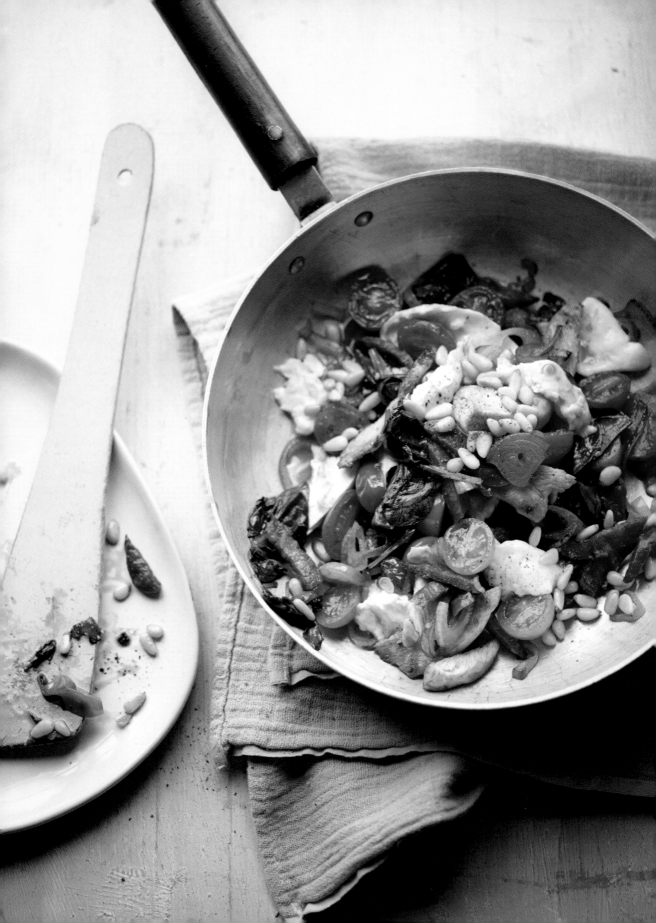

# POLLO CON SETAS SALVAJES Y SALSA DE ESTRAGÓN

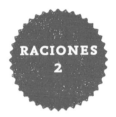

**RACIONES 2**

SE PUEDE CONGELAR

INGREDIENTES

2 filetes de pechuga de pollo
   de 225 g cada uno
1 cda. de aceite de oliva
1 diente de ajo muy bien picado
300 g de setas variadas (mis
   preferidas son la seta de ostra
   y el champiñón)
un chorrito de vino blanco
2 buenos puñados de hojas
   de espinacas baby
150 ml de nata líquida
½ manojo de estragón, solo
   las hojas, picadas
sal y pimienta

Esta receta clásica no falla nunca: es muy sabrosa, y como el pollo se escalfa queda muy jugoso. Ahora hay setas salvajes en muchos supermercados, pon a prueba tu lado más aventurero y elige las más exóticas.

PREPARACIÓN

Pon a hervir agua en una sartén grande, luego añádele el pollo. Baja el fuego hasta que hierva con suavidad. Cocina el pollo durante doce minutos, ese tiempo debería bastar para que se haga del todo.

Mientras, calienta el aceite en una sartén grande a fuego medio. Añade el ajo y dóralo durante unos treinta segundos. Trocea las setas más grandes e incorpóralas a la sartén para saltearlas durante uno o dos minutos antes de añadir el resto de las setas y rehogarlas durante otro minuto.

Sube el fuego al máximo, vierte el vino blanco y deja que hierva hasta que reduzca casi del todo. Añade las espinacas y remueve hasta que reduzcan su tamaño. Vierte la nata líquida, lleva a ebullición y deja que cueza durante 1 minuto. Agrega el estragón picado y retira la sartén del fuego.

Comprueba que el pollo está bien hecho haciendo un corte en la parte más gruesa de la pechuga: la carne debería estar blanca y el jugo tendría que ser claro, no rosado. Sírvela en un plato escurriendo el líquido al máximo. Sazona con sal y pimienta, luego sírvelo en dos platos y vierte por encima la deliciosa salsa cremosa.

★ Sírvelo con una buena ración de tu verdura preferida, como espinacas, col rizada, brócoli, tirabeques o judías verdes.

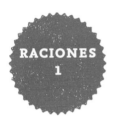

**RACIONES**
**1**

# STROGANOFF DE TERNERA SUPERRÁPIDO

SE PUEDE PREPARAR
CON ANTELACIÓN

SE PUEDE CONGELAR
(si lo vas a congelar,
aumenta la cantidad
de caldo hasta 150 ml)

## INGREDIENTES
2 cdas. de aceite de coco
 o de oliva
2 cebollas cortadas en aros
 finos
5 champiñones troceados
300 g de filete miñón cortado
 en tiras de 1 cm de grosor
sal y pimienta
2 cdas. de pimentón
75 ml de caldo de ternera
125 ml de nata agria
½ manojo de perejil, solo las
 hojas, picadas (opcional)
el zumo de 1 limón

El filete miñón es la mejor parte de la ternera para preparar este plato, pero es caro; si quieres ahorrar un poco, hazlo con solomillo o culata. Si te gustan los filetes, te encantará esta receta.

## PREPARACIÓN

Funde el aceite de coco en una sartén a fuego medio. Añade las cebollas y los champiñones y sofríelos, sin dejar de remover, durante 2 o 3 minutos o hasta que las cebollas se ablanden y los champiñones hayan cogido un poco de color.

Agrega la ternera con una buena pizca de sal y de pimienta, y saltea durante 1 o 2 minutos. Espolvorea con el pimentón y remueve bien para cubrirlo todo con la especia.

Vierte el caldo de ternera (enseguida empezará a burbujear), luego baja el fuego e incorpora la nata agria. Retira la sartén del fuego, luego añade el perejil, si lo vas a poner, y un buen chorro de zumo de limón. Sírvelo y a disfrutar.

★ Sírvelo con una buena ración de tu verdura preferida, como las espinacas, la col rizada, el brócoli, los tirabeques o las judías verdes.

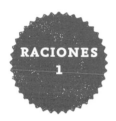

# ENSALADA *NIÇOISE* DE ATÚN FRESCO

SE PUEDE PREPARAR CON ANTELACIÓN

## INGREDIENTES

1 huevo

75 g de judías verdes limpias

½ cda. de aceite de coco
  o de oliva

1 filete de atún de 300 g

sal y pimienta

2 cdas. de lentejas pardinas
  precocinadas

un buen puñado de hojas
  de espinacas baby

1 cda. de tomates secos (unos 6)

20 g de nueces picadas

1 cda. de aceite de oliva

2 cdas. de vinagre balsámico
  o de jerez

Me encanta preparar esta ensalada con atún fresco porque está buenísimo, pero si prefieres utilizar atún en lata no hay problema. Este es un plato fantástico para llevártelo al trabajo.

## PREPARACIÓN

Pon a hervir agua en una olla mediana antes de añadirle el huevo con cuidado. Hiérvelo durante 8 minutos, luego agrega las judías y cocínalas 1 minuto más.

Entretanto calienta el aceite de coco en una sartén a fuego medio-alto. Incorpora el atún con cuidado y sofríelo durante 1 minuto por cada lado. Así conseguirás que el atún quede poco hecho; si lo quieres más hecho, sofríelo durante 1 minuto más por cada lado. Saca el atún de la sartén, sazónalo y resérvalo mientras preparas el resto de la ensalada.

Escurre el huevo y las judías en un colador y lávalos con agua fría hasta que los puedas coger. Quítale la cáscara al huevo y córtalo por la mitad. Mete en un cuenco las judías, las lentejas, las espinacas, los tomates secos, las nueces, el aceite de oliva y el vinagre, y añádele una pizca generosa de sal y pimienta. Mezcla todos los ingredientes con suavidad y sírvelos en un plato.

Coloca el atún encima de la ensalada (puedes cortarlo, si lo prefieres) y el huevo.

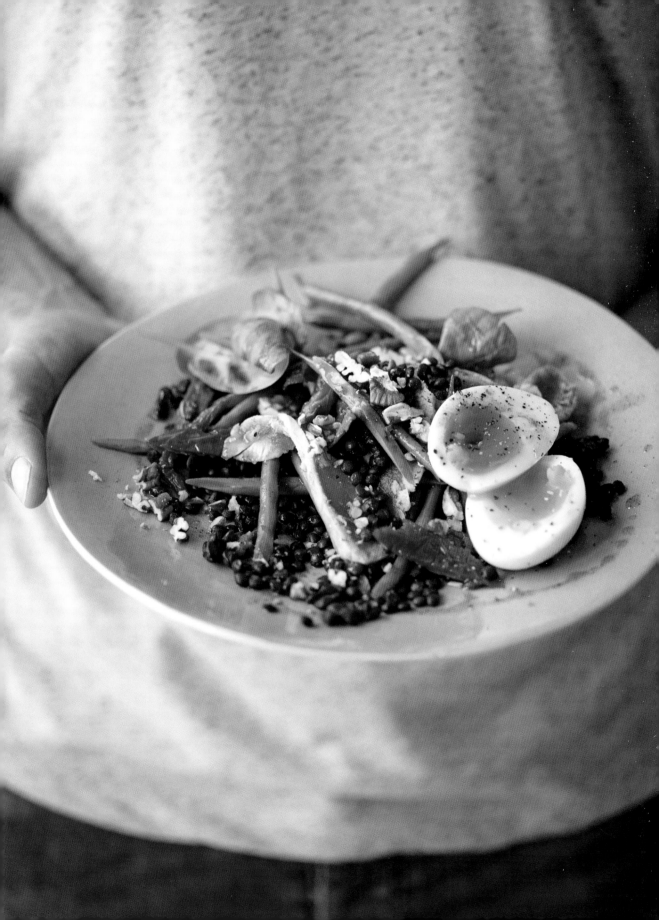

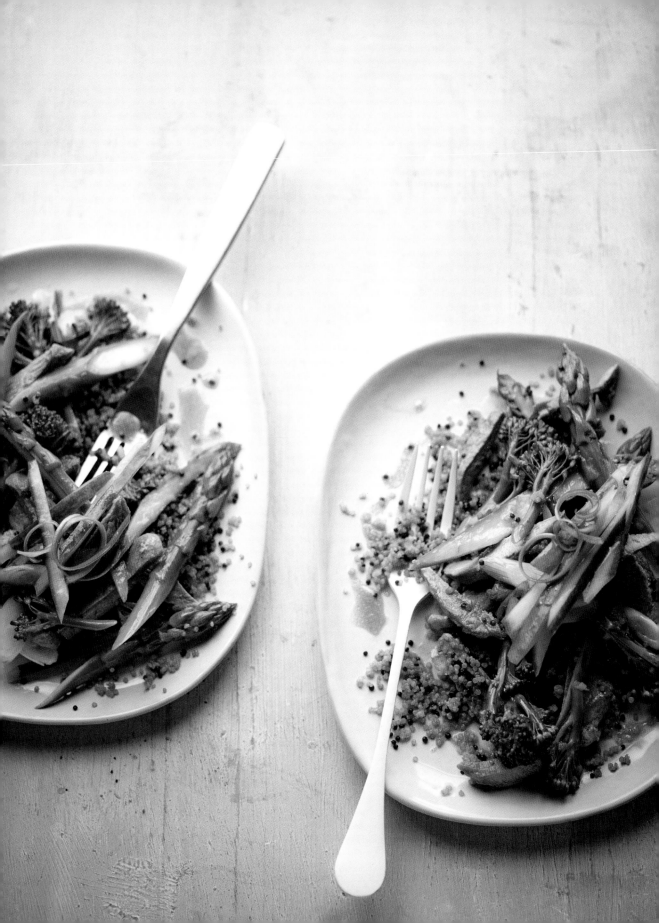

# ENSALADA ASIÁTICA DE PATO

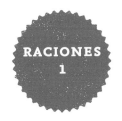

**RACIONES
1**

El pato es una carne jugosa y deliciosa cargada de proteínas. En cuanto a las verduras, yo he utilizado espárragos y arbolitos enanos (¡así llamo yo al brócoli!), pero puedes improvisar. Si te diviertes en la cocina y mezclas varios ingredientes, te resultará más fácil preparar platos ricos y con nutrientes variados. Como ves, he preparado dos raciones de la receta para la foto.

## SE PUEDE PREPARAR CON ANTELACIÓN

### INGREDIENTES

5 espárragos

4 arbolitos enanos (brotes tiernos de brócoli), si son demasiado grandes córtalos a lo largo por la mitad

½ cda. de aceite de coco o de oliva

1 filete de pechuga de pato de 250 g cortado en tiras gruesas de 1 cm

2 cm de jengibre muy picado

1 cda. de salsa de soja light

2 cdas. de aceite de sésamo

2 cdas. de quinoa precocinada

1 cebolleta bien picada

¼ de pepino cortado en bastoncitos finos

## PREPARACIÓN

Ve cogiendo cada uno de los espárragos y dóblalos hasta que se rompan; lo harán de forma natural por el punto en que empiecen a estar tiernos. Tira las raíces.

Pon a hervir agua en una cacerola grande, luego mete los espárragos y los arbolitos enanos y hiérvelos a fuego lento durante 1 minuto y medio. Escúrrelos en un colador y luego aclaralos con agua fría.

Funde el aceite de coco en una sartén a máxima temperatura. Añade el pato y sofríe durante 30 segundos, luego agrégale el jengibre y sofríe durante otro minuto, ese tiempo debería bastar para que el pato estuviera bien hecho. Retira la sartén del fuego y vierte la salsa de soja y el aceite de sésamo por encima de la carne.

Coloca las verduras cocidas en un cuenco, añádeles la quinoa y el pato en su jugo. Mézclalo todo junto antes de servirlo en un plato y decóralo con cebolleta y pepino.

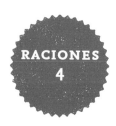

**RACIONES**

**4**

# CURRI VERDE TAILANDÉS

Esta receta clásica es mi plato favorito. En esta ocasión la he preparado con langostinos, pero también se puede hacer con pollo y con cerdo. Potencia el sabor utilizando leche de coco entera, que contiene grasas buenas. Siempre es bueno tener salsa de pescado en la despensa: se conserva durante mucho tiempo y, aunque huele fatal, está buenísima.

## SE PUEDE PREPARAR CON ANTELACIÓN

## SE PUEDE CONGELAR

## INGREDIENTES

2 cdas. de aceite de coco
  o de oliva

2 anises estrellados

1 berenjena pequeña cortada
  a dados pequeños

2 cda. de pasta de curri verde
  tailandés

una lata de 400 ml de leche
  de coco entera

un puñado de minimazorcas

450 g de langostinos crudos
  y pelados

1 o 2 cdas. de salsa de pescado

3 limas

½ manojo de albahaca,
  solo las hojas, picadas

½ manojo de cilantro,
  solo las hojas, picadas

1 chile rojo, picado (quítale
  las semillas si no quieres
  que pique mucho)

## PREPARACIÓN

Funde el aceite de coco en una cacerola grande a fuego medio alto. Añádele el anís estrellado y la berenjena y sofríelo durante 1 minuto; luego incorpora la pasta de curri (puedes usar la del supermercado) y la mitad de la leche de coco. Mezcla la pasta con la leche y sube el fuego al máximo.

Vierte el resto de la leche de coco, luego llena la mitad de la lata con agua, remuévela y viértela también en la cacerola. Añade las minimazorcas, luego lleva a ebullición y hierve a fuego lento durante 3 minutos. Mete los langostinos y hierve a fuego lento durante 2 minutos hasta que se pongan rosas y estén hechos del todo.

Retira la sartén del fuego y sazona con la salsa de pescado al gusto, el jugo de 2 de las limas, las hierbas y el chile.

Sirve el curri en cuencos acompañado de la última lima cortada a cuartos para exprimirla por encima.

## ★ CONSEJOS

Esta es mi receta para que puedas hacer tu propia pasta de curri:

4 chalotas, peladas y picadas

4 cm de galangal pelado y picado

4 dientes de ajo pelados y picados

2 tallos de *lemongrass* limpios y
  picados

1 cdta. de semillas de comino

½ cdta. de semillas de cilantro

1 puñado de albahaca

2 puñados de cilantro

1 cda. de salsa de pescado

una pizca de anís estrellado

Mezcla todos los ingredientes utilizando un poco de agua caliente o leche de coco. Puedes conservar la mezcla en un tupper hermético dentro de la nevera hasta cinco días.

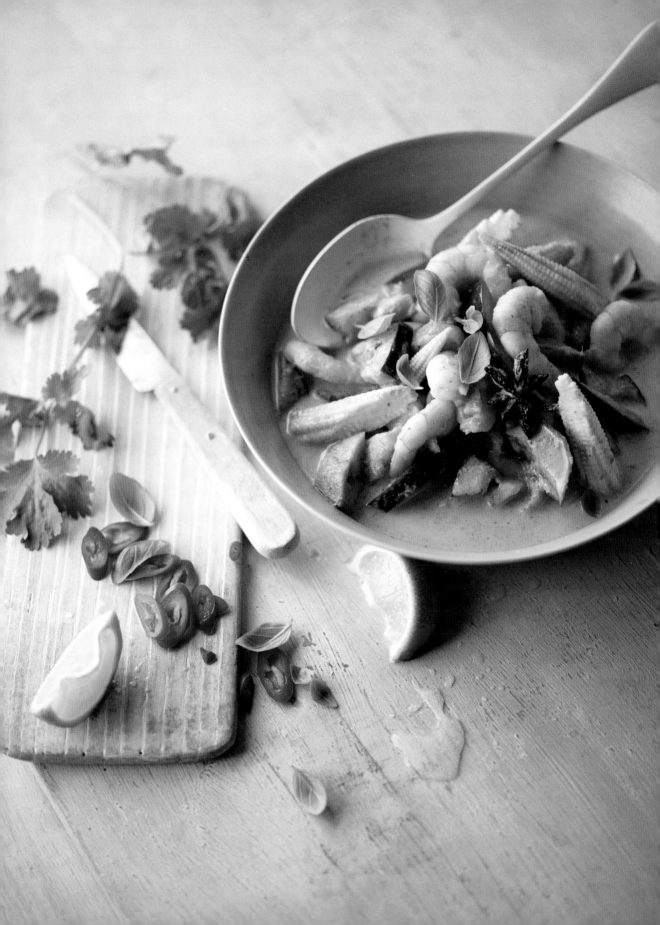

# BACALAO A LA FRANCESA CON ACEITUNAS NEGRAS

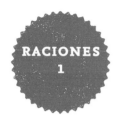

**RACIONES**
**1**

SE PUEDE PREPARAR
CON ANTELACIÓN

SE PUEDE CONGELAR

INGREDIENTES

20 g de mantequilla

2 lonchas de beicon ahumado
   veteado cortado en tiras de
   1 cm

½ cebolla roja picada en dados

1 diente de ajo bien picado

250 g de bacalao, sin piel y picado
   en trozos de unos 2 cm

1 lata de 400 g de tomate picado

8 aceitunas negras deshuesadas

1 bola de mozzarella cortada
   a tacos

20 g de piñones

hojas de albahaca, para servir
   (opcional)

Esta es una receta sencilla y deliciosa basada en una combinación francesa clásica. Si no te gusta el bacalao, puedes utilizar cualquier otro pescado blanco.

## PREPARACIÓN

Funde la mantequilla en una sartén grande a fuego medio alto. Añade el beicon y la cebolla y fríelos durante 2 minutos o hasta que la cebolla empiece a ablandarse y el beicon esté hecho. Añade el ajo y sofríelo todo junto durante 30 segundos más.

Agrega los trozos de bacalao y rehógalos girándolos de vez en cuando, durante 2 minutos. Incorpora los tomates y lleva a ebullición. Baja la intensidad y deja que hierva a fuego lento durante 2 o 3 minutos.

Añade las aceitunas y la mozzarella, luego retira la sartén del fuego y deja que la mozzarella se funda con el calor residual.

Sirve el bacalao con los piñones y las hojas de albahaca por encima (si decides utilizarlas).

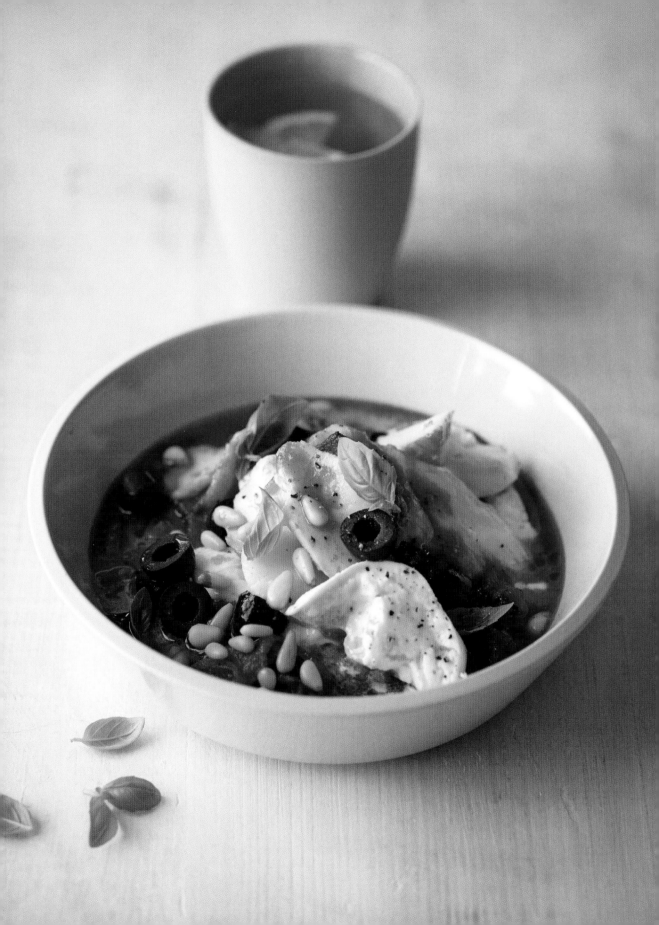

# HUEVOS HORNEADOS EN UN AGUACATE

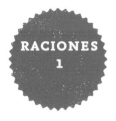

**RACIONES**
**1**

## INGREDIENTES

4 lonchas de beicon ahumado
1 aguacate maduro
2 huevos
sal y pimienta
1 chile rojo bien picado
  (quítale las semillas si no
  quieres que pique mucho)

Este plato se está convirtiendo en mi receta más distintiva. La he subido varias veces a la Red, y me encanta ver que la gente la prepara en casa y comparte los resultados en Instagram. Contiene más grasas saludables de las que puedas imaginar. Ah, y también lleva beicon, y eso significa que estará tan buena como parece.

## PREPARACIÓN

Precalienta el grill al máximo, luego coloca el beicon en una sartén o en la bandeja del horno y métela debajo. Dóralo durante 3 minutos por cada lado para que te quede crujiente.

Entretanto, corta el aguacate por la mitad, quítale el hueso y una buena cucharada de carne a cada mitad para hacer el hueco suficiente para el huevo. No tienes por qué tirar el aguacate que te sobre, puedes guardártelo para hacer guacamole ¡o cómetelo en ese momento!

Casca un huevo y métemelo dentro de cada una de las mitades del aguacate, sazónalo con un poco de sal y pimienta, y colócalo en un plato para microondas. Cocina los huevos en tandas de 30 segundos durante 2 minutos (con ese tiempo deberías conseguir unas claras firmes y unas yemas líquidas).

Sirve los huevos cocidos y el aguacate con el beicon y un poco de chile por encima.

## ★ CONSEJOS

Para evitar que los aguacates se tambaleen encima del plato, córtalos un poco por debajo para conseguir una base plana.

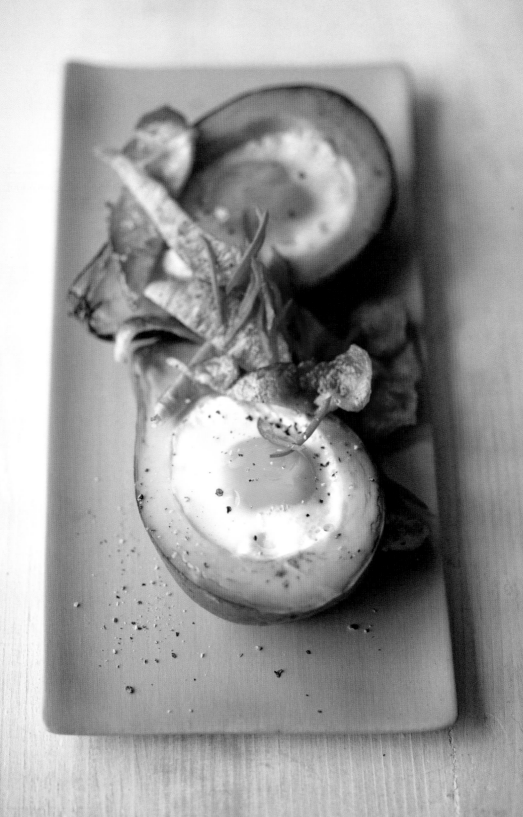

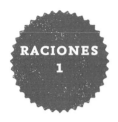

**RACIONES**
**1**

# CORDERO INDIO CON ESPECIAS

¡Esta es una receta digna de cualquier fiesta! Como verás, he duplicado las cantidades para la fotografía. Asegúrate de comprar chuletas en vez de costillas, porque tienen una proporción menor de grasa. Y si te sobra alguna (¡no es muy probable!), al día siguiente seguirán estando deliciosas; sírvelas a temperatura ambiente acompañadas de una buena ensalada.

## SE PUEDE PREPARAR CON ANTELACIÓN

### INGREDIENTES
150 g de yogur natural
2 cdas. de almendra molida
2 cdtas. de garam masala
1 cdta. de pimentón ahumado
sal y pimienta
4 chuletas de cordero,
    de unos 200 g cada una
un buen puñado de hojas
    de espinacas baby
4 tomatitos cherry cortados
    por la mitad
¼ de pepino, cortado
    en bastoncitos
½ puñado de cilantro,
    solo las hojas, picadas
el zumo de 1 limón

## PREPARACIÓN
Precalienta el grill al máximo y forra una bandeja con papel de horno (solo es para que la limpieza sea más sencilla).

Mete en un cuenco el yogur, la almendra molida, el garam masala y el pimentón ahumado con una cantidad generosa de sal y pimienta. Mézclalo bien.

Unta las chuletas de cordero con el yogur especiado y colócalas en la bandeja de horno forrada. Desliza la bandeja debajo del grill y hornéalas durante 3 o 4 minutos por cada lado; pasado ese tiempo el yogur debería haberse dorado un poco.

Entretanto, prepara una ensalada rápida mezclando con suavidad en un cuenco las espinacas, los tomates y el pepino. Sirve la ensalada en un plato.

Saca las costillas de cordero del grill y déjalas reposar 1 o 2 minutos, luego colócalas encima de la ensalada. Sírvelas con un poco de cilantro por encima y un chorrito de zumo de limón.

★ Sírvelo con una buena ración de tu verdura preferida, como la col rizada, el brócoli, los tirabeques o las judías verdes.

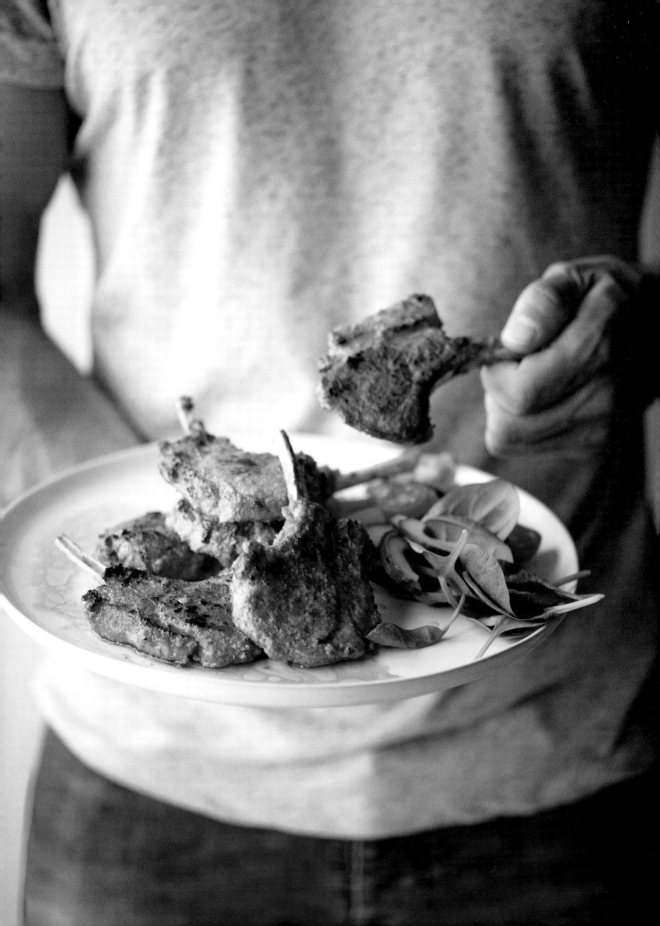

# POLLO CON PIMENTÓN AHUMADO Y ALMENDRAS

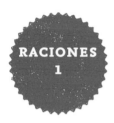

**RACIONES 1**

SE PUEDE PREPARAR
CON ANTELACIÓN

## INGREDIENTES

½ cda. de aceite de coco
  o de oliva
½ cebolla roja bien picada
1 diente de ajo bien picado
1 pimiento rojo despepitado
  y cortado en tiras
2 cdtas. de pimentón ahumado
1 cdta. de orégano en polvo
1 pechuga de pollo de unos
  240 g sin piel y cortada en
  tiras gruesas de 1 cm
5 tomatitos cherry cortados
  por la mitad
20 g de almendras blancas
un buen puñado de hojas
  de espinacas baby
sal y pimienta
el zumo de 1 limón

Esta receta es cocina española en estado puro. ¡Me encanta la combinación de la almendra con el chile! Está buenísima y es muy fácil de hacer.

## PREPARACIÓN

Funde el aceite de coco en una cacerola grande a fuego medio-alto. Añade la cebolla, el ajo y el pimiento rojo y sofríelos, removiendo con regularidad, durante 2 minutos o hasta que los vegetales empiecen a ablandarse.

Espolvorea el pimentón ahumado y el orégano, y remueve para cubrir los vegetales; luego sube el fuego al máximo. Añade el pollo y los tomates, y cocina la mezcla sin dejar de remover durante 3 o 4 minutos o hasta que el pollo esté bien hecho. Comprueba el punto de cocción haciendo un corte en uno de los trozos más grandes para asegurarte de que la carne está blanca por dentro y de que no queda ninguna parte rosa.

Añade las almendras y las espinacas y cocínalo durante otros 2 minutos más o hasta que las espinacas reduzcan su tamaño.

Sirve el pollo, sazónalo bien con sal y pimienta, y termina con un chorrito de zumo de limón.

★ Sírvelo con una buena ración de tu verdura preferida, como la col rizada, el brócoli, los tirabeques o las judías verdes.

# SALMÓN CON EDAMAME PICANTE

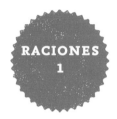

RACIONES
1

SE PUEDE PREPARAR
CON ANTELACIÓN

## INGREDIENTES

1 filete de salmón de 250 g
  con la piel

200 g de edamames congelados
  (vainas de soja)

1 chile rojo, picado en dados
  pequeños (quítale las semillas
  si no quieres que pique
  mucho)

1 cdta. de miel

2 cdas. de salsa de pescado

1 cda. de salsa de soja light

2 cdtas. de aceite de sésamo

2 cebolletas bien picadas

1 pimiento rojo despepitado
  y cortado en tiras

25 g de nueces

un puñado de hojas de rúcula

Ahora se puede comprar edamame (vainas de soja) congeladas, ¡aprovéchalo! Esta ensalada es rica en ácidos grasos omega-3, que te mantendrán tonificado y sano, y es una receta perfecta para llevar.

## PREPARACIÓN

Pon agua a hervir en dos cacerolas, luego mete el filete de salmón en una de ellas y los edamames en la otra. Hierve a fuego lento los edamames durante 1 minuto y medio, luego escúrrelos en un colador y acláralos con agua fría. Escalfa el salmón durante 12 minutos o hasta que esté bien cocido. Con cuidado, saca el salmón del agua con una espumadera y colócalo en un plato. Cuando se haya enfriado lo suficiente como para poder tocarlo, quítale la piel.

Entretanto, mezcla el chile, la miel, la salsa de pescado, la salsa de soja, el aceite de sésamo y las cebolletas para hacer el aliño.

Mete los edamames en un cuenco y añádeles el pimiento rojo, las nueces y la rúcula. Vierte el aliño encima y mézclalo todo junto.

Coloca la ensalada en un plato y sirve el salmón encima. Está buenísimo tanto cuando el pescado sigue caliente como a temperatura ambiente, ¡tú decides!

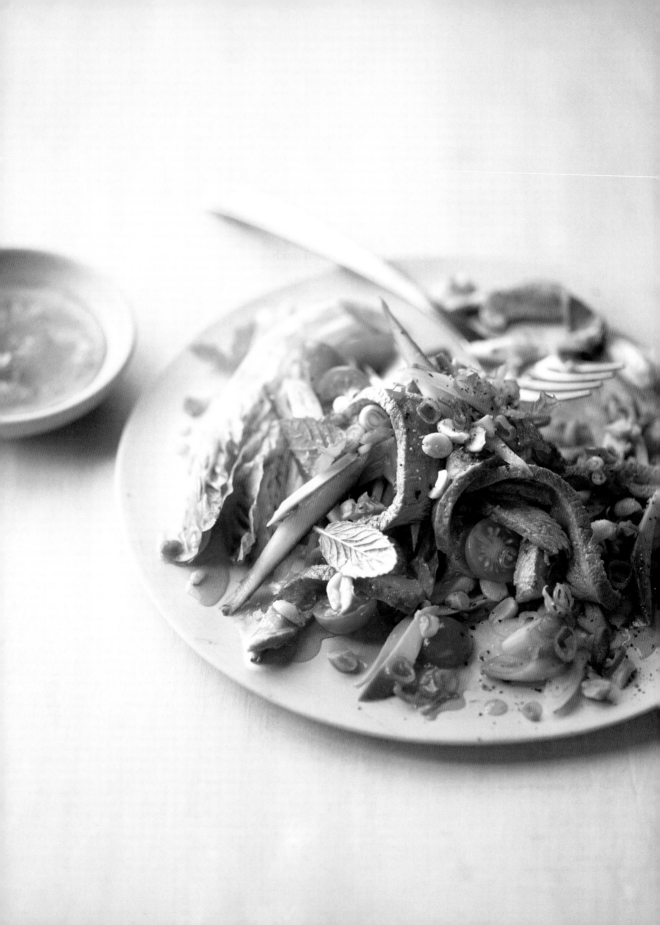

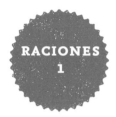

**RACIONES 1**

# ENSALADA TAILANDESA DE TERNERA

SE PUEDE PREPARAR
CON ANTELACIÓN

## INGREDIENTES

½ cda. de aceite de coco
   o de oliva

1 filete de solomillo de ternera
   de 250 g (si tiene grasa,
   quítasela)

sal y pimienta

1 cda. de salsa de pescado

el zumo de 2 limas

1 tallo de *lemongrass*,
   solo la parte blanca más tierna,
   bien picado

1 chile rojo, bien picado
   (quítale las semillas si no
   quieres que pique mucho)

2 cdtas. de aceite de sésamo

¼ de pepino, cortado en
   bastoncitos finos

2 cebolletas bien picadas

1 aguacate cortado en lonchas
   finas

4 tomatitos cherry cortados
   por la mitad

1 cogollo de lechuga deshojado

20 g de cacahuetes picados

hojas de menta y de cilantro para
   servir

Esta ensalada también está riquísima con langostinos o pollo en lugar de ternera. Puedes preparar una buena cantidad de aliño y guardarla en la nevera hasta 3 días.

## PREPARACIÓN

Calienta el aceite de coco en una sartén a fuego alto. Sazona bien el filete con sal y pimienta. Cuando el aceite se haya fundido y esté caliente, coloca el filete con cuidado en la sartén y cocínalo durante 2 minutos por cada lado. Una vez pasado este tiempo, coloca la carne en un plato y déjala reposar durante 2 minutos.

Mientras el filete se esté cocinando, prepara un aliño mezclando, en un cuenco grande, la salsa de pescado, el zumo de limón, el *lemongrass*, el chile y el aceite de sésamo. Añade el pepino y las cebolletas, luego déjalo reposar durante 2 minutos.

Cuando te lo vayas a comer, mete el aguacate, los tomates y la lechuga en el cuenco con el aliño, el pepino y las cebolletas, y mézclalo todo junto con suavidad.

Apila la ensalada en un plato, filetea la carne y colócala con cuidado encima de la ensalada antes de darle el toque final con los cacahuetes troceados y las hojas de cilantro y menta.

# FILETE DE ATÚN EN SALSA

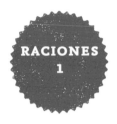

**RACIONES 1**

Si no te gusta mucho el atún en lata, hazte con un filete de atún fresco. Esta receta no solo está deliciosa, sino que además es muy buena para tu salud: el atún contiene muchas proteínas, y el aguacate le proporciona a tu cuerpo las grasas saludables que necesita.

## INGREDIENTES

1 filete de atún de 300 g
sal y pimienta
1 cda. de aceite de coco
   o de oliva
2 cebolletas bien picadas
2 cdas. de judías carillas en lata
1 aguacate picado en dados
½ mango (unos 100 g)
1 cda. de aceite de oliva
el zumo de una lima
¼ de manojo de cilantro,
   solo las hojas, picadas

## PREPARACIÓN

Sazona bien el atún con la sal y la pimienta. Funde el aceite en una sartén o en una plancha a fuego alto. Coloca el atún en la sartén con suavidad y sofríelo durante 2 minutos por cada lado, o hasta que tenga el punto de cocción que más te guste. Intenta no hacerlo demasiado, porque el atún es magro y se seca con facilidad. Deja reposar el pescado en un plato y prepara la salsa.

Para hacer la salsa solo tienes que mezclar los demás ingredientes y rectificar el sazonado.

Vierte algunas cucharadas de salsa sobre tu perfecto filete de atún.

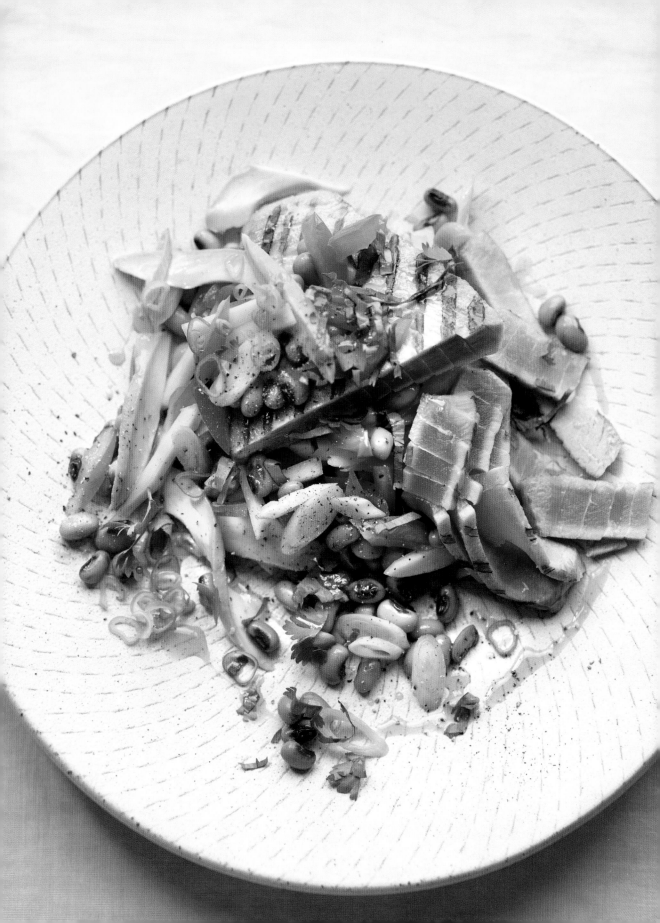

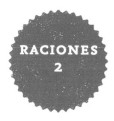

**RACIONES**
**2**

# SALMÓN ESCALFADO RÁPIDO CON UN *RAT-A-TAT-A-TOUILLE* RELÁMPAGO

SE PUEDE PREPARAR
CON ANTELACIÓN

SE PUEDE CONGELAR
(solo el *ratatouille*, el pescado no)

## INGREDIENTES

1 cda. de aceite de coco
  o de oliva

1 cebolla roja pequeña cortada
  en dados

1 calabacín pequeño cortado
  en trozos de 1 cm

1 berenjena pequeña cortada
  en trozos de 1 cm

1 ramita de tomillo

1 cda. de tomate triturado

2 cdtas. de vinagre balsámico

2 filetes de salmón de 250 g
  sin piel

¡No tienes por qué pasarte una eternidad preparando un *ratatouille*! Solo tienes que asegurarte de que troceas todos los vegetales más o menos de la misma forma, en trozos pequeños, para que la cocción sea rápida y uniforme.

## PREPARACIÓN

Pon agua a hervir en una cacerola grande y llévala a ebullición para escalfar el salmón.

Entretanto, funde el aceite de coco en una cacerola grande a fuego medio-alto. Añade la cebolla, el calabacín y la berenjena y rehoga durante unos 4 minutos o hasta que empiecen a ablandarse y cojan color.

Añade la ramita de tomillo y remueve 1 minuto más, luego agrega el tomate triturado y mézclalo todo para cubrir los vegetales. Sigue rehogando sin dejar de remover durante unos 45 segundos antes de incorporar el vinagre balsámico y 100 ml de agua. Lleva a ebullición, luego baja el fuego y deja que el *ratatouille* haga chup-chup durante 10 minutos, o hasta que los vegetales estén blandos. Si crees que está quedando demasiado espeso, añade otros 50 ml de agua más o menos.

Mientras los vegetales hierven a fuego lento, mete los filetes de salmón en el agua hirviendo. Baja el fuego y deja que se cueza a fuego lento durante 10 minutos o hasta que esté bien hecho.

Con cuidado, saca el pescado del agua con una espumadera y escúrrelo bien. Sirve tu delicioso *ratatouille* con el jugoso filete de salmón encima.

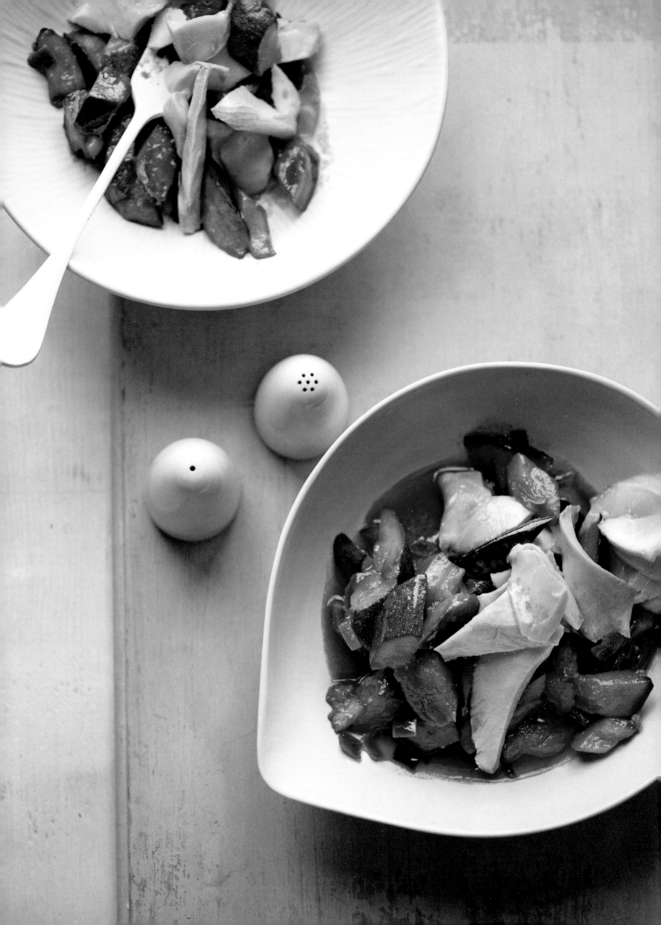

# BARQUITOS DE LECHUGA CON PICADA DE PAVO

**RACIONES**
**2**
**(para unos 12 barquitos)**

Estos barquitos son aromáticos, intensos y sabrosos, y te sentarán igual de bien tanto si eliges servirlos en una fiesta como si te los preparas para comer algo rápido en casa. Si te aburre la picada de pavo, prueba a hacerlos con carne picada de ternera o langostinos.

## SE PUEDE PREPARAR CON ANTELACIÓN

### INGREDIENTES

1 cda. de aceite de coco o de oliva

500 g de carne picada de pavo

5 cebolletas bien picadas

1 diente de ajo bien picado

1 chile rojo bien picado (quítale las semillas si no quieres que pique mucho)

1 cda. de salsa de pescado

el zumo de 1 lima

un ramillete pequeño de cilantro, solo las hojas, picadas

2 aguacates picados

2 tomates picados

2 o 3 cogollos de lechuga deshojados

## PREPARACIÓN

Calienta el aceite de coco en una sartén grande a fuego alto. Añade la picada de pavo y sofríela durante 2 o 3 minutos al tiempo que vas desmigando la carne. Añade las cebolletas, el ajo y el chile, y sofríe durante otros 2 minutos; ese tiempo debería bastar para que el pavo quedara bien hecho. Añade la salsa de pescado, el zumo de lima y el cilantro. Mézclalo todo bien y luego retira la sartén del fuego.

Mezcla los aguacates y los tomates en un cuenco.

Coloca las hojas de lechuga en el plato como si fueran barquitos y ponles una cucharada de carne picada dentro, después coloca los aguacates y los tomates. *Bon appétit!*

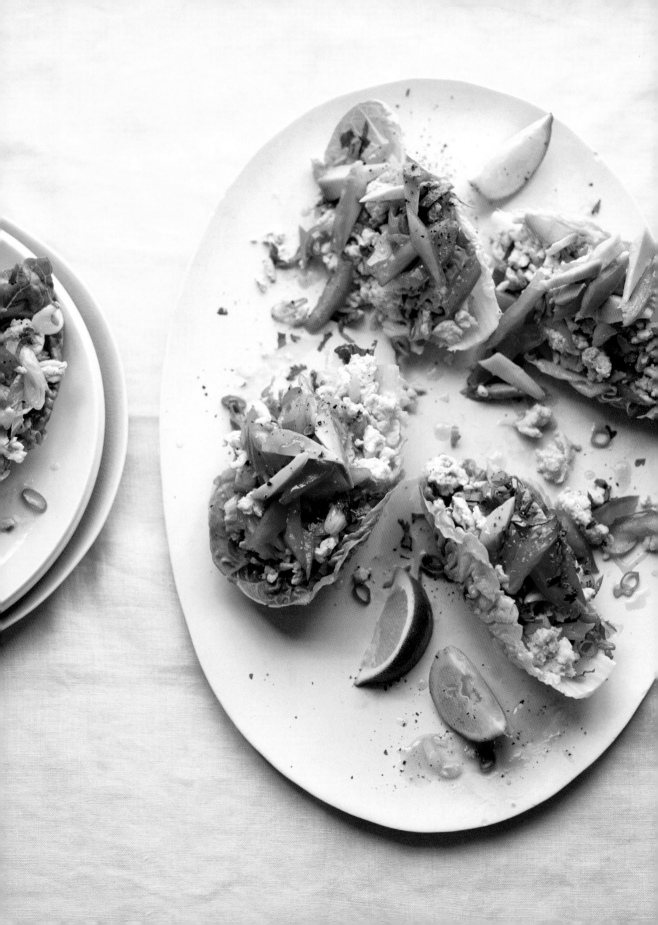

# SALCHICHAS A LA ITALIANA

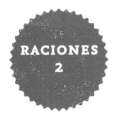

**RACIONES 2**

**SE PUEDE PREPARAR CON ANTELACIÓN**

**SE PUEDE CONGELAR**

## INGREDIENTES

12 salchichas

1 cda. de aceite de oliva

1 cdta. de semillas de hinojo

2 chalotas picadas en dados

1 diente de ajo picado

1 ramita de tomillo

2 bulbos de hinojo picados

2 ramas de apio picadas

1 calabacín picado

6 tomatitos cherry

1 cda. de tomate triturado

250 ml de caldo de pollo

½ manojo de perejil, solo las hojas, picadas

---

Oooh, si te gustan las salchichas, te va a encantar esta receta. Necesitarás algunos ingredientes más de los que utilizo para preparar la mayoría de mis recetas Adelgaza en 15, pero merece la pena. La receta es para dos personas (o para una, y guardas lo que sobre para el día siguiente).

## PREPARACIÓN

Precalienta el grill al máximo. Coloca las salchichas en fila sobre la bandeja del horno y hornéalas durante cinco minutos por cada lado o hasta que estén doradas y bien hechas. Compruébalo haciendo un corte en una de las salchichas para verificar que no están crudas por dentro.

Mientras las salchichas se están haciendo, calienta el aceite en una cacerola grande y sofríe las semillas de hinojo durante unos 20 segundos hasta que huelan a tostado. Añade las chalotas, el ajo, el tomillo, el hinojo, el apio y el calabacín, y rehógalo todo junto durante 2 minutos o hasta que empiecen a ablandarse. Añade los tomates y el tomate triturado y sigue otro minuto más.

Vierte el caldo de pollo y lleva a ebullición, luego baja el fuego. Mete las salchichas horneadas en la cacerola y deja que la mezcla haga chup-chup durante 1 minuto. Espolvorea el perejil por encima y sirve.

★ Sírvelo con una buena ración de tu verdura preferida, como la col rizada, el brócoli, los tirabeques o las judías verdes.

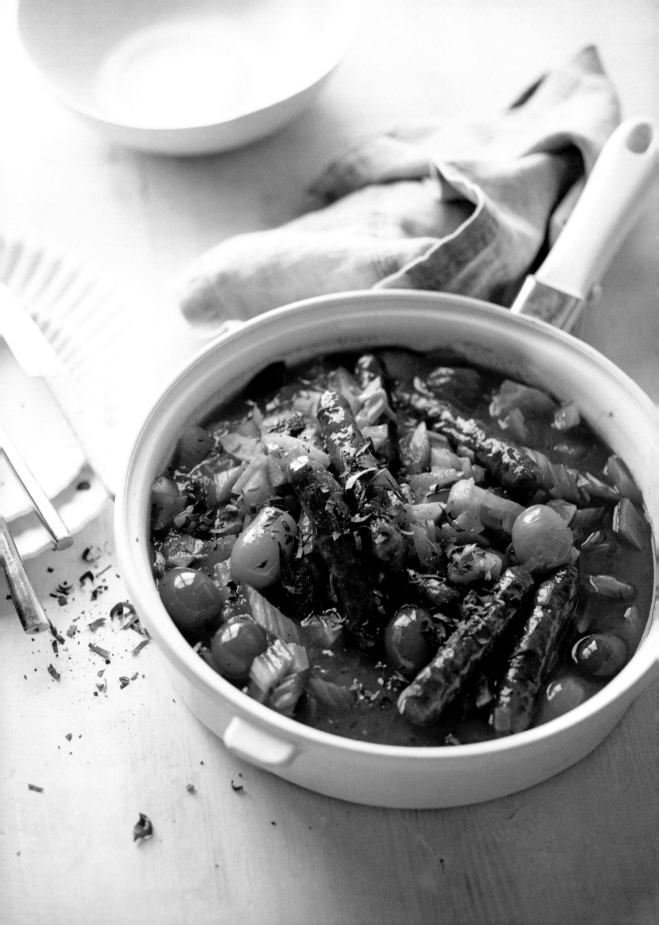

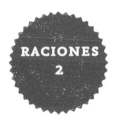

# FILETE CREMOSO CON ESPINACAS

¡Oh, Dios mío! ¿Filete, vino y nata líquida? ¿Estoy soñando? Parece mentira, pero te encantará esta receta, y contiene un montón de grasas buenas y proteínas.

## INGREDIENTES

2 cdas. de aceite de oliva
2 filetes de solomillo de entre
   250 y 300 g (quítale la grasa)
sal y pimienta
8 champiñones picados
un chorro de vino blanco
4 puñados de hojas de espinacas
   baby
75 ml de nata líquida

## PREPARACIÓN

Calienta una sartén a fuego alto. Vierte una cucharada de aceite de oliva sobre los filetes y extiéndela por la carne, luego sazónala con sal y pimienta. Coloca los filetes sobre la sartén caliente y sofríelos durante 3 minutos por cada lado. Te quedarán poco hechos; si prefieres la carne al punto o muy hecha, cocínalos hasta que estén a tu gusto. Cuando estés contento con el punto de cocción del filete, saca la carne de la sartén y resérvalos en un plato mientras preparas tu cremoso acompañamiento.

Limpia la sartén con un poco de papel de cocina, vierte el resto del aceite de oliva y ponla a fuego medio. Añade los champiñones y rehógalos, dándoles un par de vueltas, durante 1 o 2 minutos o hasta que hayan cogido un poco de color. Sazónalos con sal y pimienta y sube el fuego al máximo.

Vierte el vino blanco y deja que reduzca casi del todo. Añade las espinacas y remuévelas en la sartén hasta que reduzcan su tamaño. Incorpora la nata líquida y déjala hervir. Rectifica de sal y pimienta si es necesario.

¡Tómate un minuto para observar la deliciosa comida que has preparado antes de engullirla!

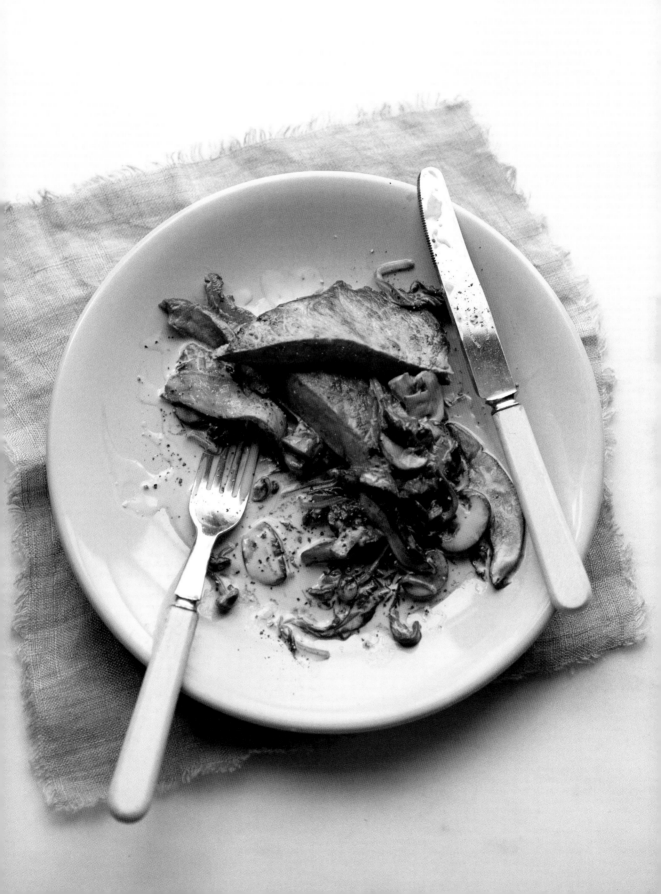

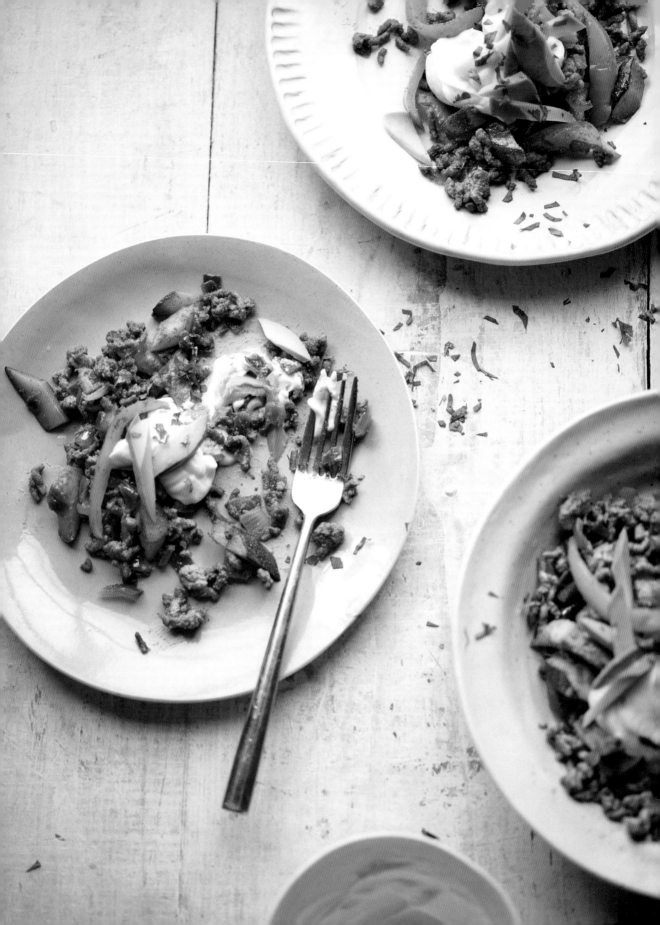

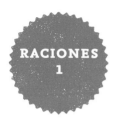

**RACIONES**
**1**

SE PUEDE PREPARAR
CON ANTELACIÓN

## INGREDIENTES

½ cda. de aceite de coco
  o de oliva

1 cebolla roja pequeña cortada
  en dados

1 chile verde bien picado (quítale
  las semillas si no quieres que
  pique mucho)

1 pimiento amarillo o rojo
  despepitado y cortado en tiras

½ calabacín cortado en dados

300 g de carne de ternera picada
  y baja en grasa

1 cdta. de pimentón ahumado

1 cdta. de comino molido

sal y pimienta

1 cda. de yogur griego entero

½ aguacate cortado en tiras

½ manojo de cilantro, solo
  las hojas, picadas (opcional)

# CHILI CON AGUACATE

Esta es una de esas recetas en las que se utiliza todo: ¡es superfácil y está buenísima! También está deliciosa fría, es una comida perfecta para llevar.

## PREPARACIÓN

Calienta el aceite de coco en una sartén grande a fuego alto. Añade la cebolla, el chile, el pimiento y el calabacín y sofríe durante 1 o 2 minutos o hasta que los vegetales empiecen a ablandarse y a coger color.

Agrega la carne picada de ternera y remueve para mezclarla con los demás ingredientes. Utiliza la cuchara para ir deshaciendo los trozos más grandes. Sofríe durante unos 3 minutos, ese tiempo debería bastar para hacerla bien.

Incorpora el pimentón y el comino junto con un buen pellizco de sal y pimienta, y sofríelo durante 30 segundos más.

Coloca el chili en un plato, ponle el yogur encima, el aguacate y el cilantro (opcional), y sirve.

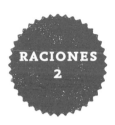

# CURRI INDIO DE PESCADO

No tienes por qué ir a la India para disfrutar de un buen curri. Esta receta es sorprendentemente sencilla, pero está buenísima. Si no te gusta mucho el pescado, siempre puedes hacerla con 250 g de pechuga de pollo sin piel. Se puede preparar con antelación y congelarla cuando te estés organizando como un profesional.

SE PUEDE PREPARAR
CON ANTELACIÓN

SE PUEDE CONGELAR

INGREDIENTES

3 dientes de ajo picados

3 cm de jengibre picado

1 chile verde picado (quítale las semillas si no quieres que pique mucho)

2 tomates picados

1 cda. de aceite de coco o de oliva

1 cebolla roja cortada en dados

1 cda. de garam masala

1 cda. de comino molido

1 lata de 400 ml de leche de coco entera

1 filete de merluza de 500 g sin piel y cortado en trozos grandes

el zumo de una lima

½ manojo de cilantro, solo las hojas, picadas

## PREPARACIÓN

Pica el ajo, el jengibre, el chile y los tomates en una trituradora hasta conseguir una pasta suave, reservar.

Calienta el aceite en un wok o en una sartén grande a fuego medio-alto. Añade la cebolla y rehógala durante 2 minutos sin dejar de remover. Espolvorea el garam masala y el comino, y sigue sofriéndolo sin dejar de remover durante 30 segundos. Añade los ingredientes triturados y lleva a ebullición antes de verter la leche de coco. Vuelve a llevar a ebullición y deja que haga chup-chup durante 2 minutos.

Añade los trozos de merluza al curri y deja que hierva a fuego lento. Cocina el pescado durante unos 3 minutos o hasta que esté bien hecho.

Ponle el zumo de lima y el cilantro y sírvelo.

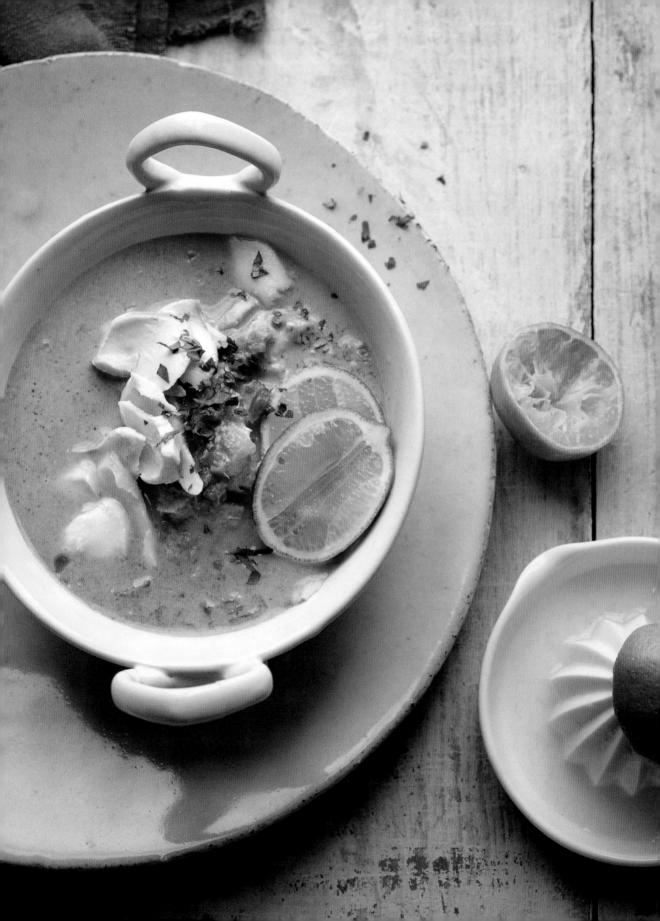

# TOMATES, HUEVOS Y CHORIZO

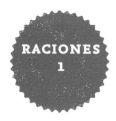

**RACIONES
1**

Si te gusta el chorizo, te encantará esta receta. Cuando se fríe el chorizo con los tomates, extraemos su delicioso sabor, y los huevos proporcionan una dosis de grasas saludables.

## INGREDIENTES

½ cda. de aceite de oliva

75 g de chorizo picado (del curado, no de las variedades que sirven para cocinar)

una pizca de chile en polvo

2 cebolletas picadas

una lata de 400 g de tomate troceado

2 huevos

2 cdas. de parmesano rallado

una pizca de perejil picado, si te apetece

## PREPARACIÓN

Calienta el aceite en una sartén pequeña. Añade el chorizo, el chile en polvo y las cebolletas y sofríelo durante 2 minutos sin dejar de remover.

Agrega los tomates y lleva a ebullición, luego deja que hierva a fuego lento durante 1 minuto. Baja el fuego a una intensidad media-baja y emplea la parte de atrás de la cuchara para hacer dos agujeros en los tomates lo mejor que puedas. Mete un huevo en cada agujero, espolvorea el parmesano encima de los huevos y tapa la sartén (si no tienes tapadera, puedes utilizar un plato grande o un poco de papel de aluminio). Cocina a fuego lento durante 5 o 6 minutos o hasta que los huevos estén hechos pero las yemas sigan blandas.

Si quieres, puedes espolvorear por encima el perejil picado, luego cómetelo directamente de la sartén.

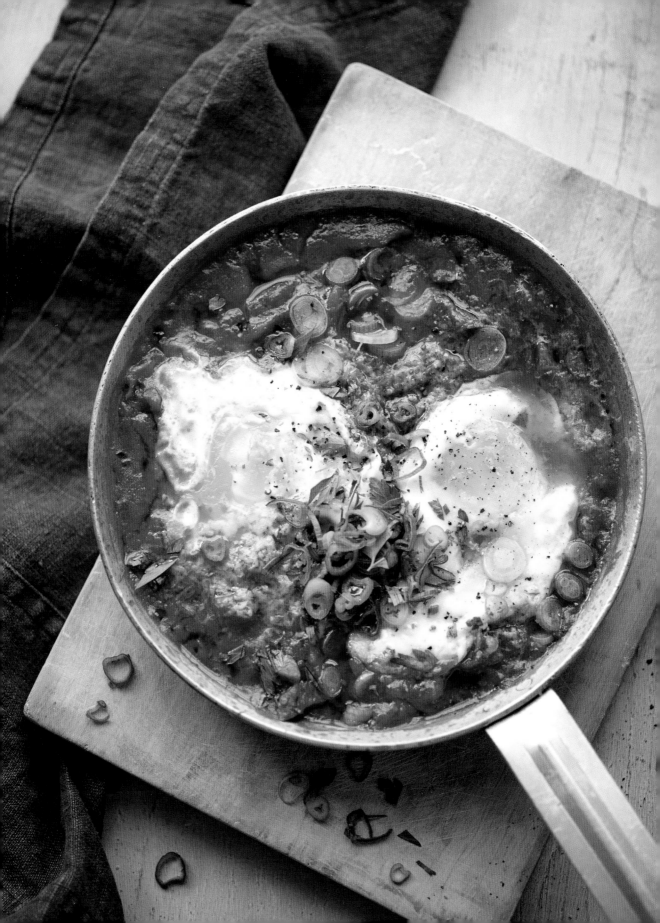

# TORTILLA DE LANGOSTINOS Y BROTES DE SOJA

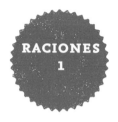

**RACIONES**
**1**

## INGREDIENTES

3 huevos

2 cdtas. de salsa de soja light

2 cdtas. de aceite de sésamo tostado

pimienta

1 cdta. de aceite de cacahuete

200 g de langostinos cocidos

30 g de brotes de soja

½ chile rojo picado (quítale las semillas si no quieres que pique mucho)

20 g de anacardos picados

unas cuantas hojas de cilantro (opcional)

Esta es mi versión de los huevos Foo Young, y es una receta con la que dejarás el desayuno resuelto en un abrir y cerrar de ojos. Si quieres, le puedes añadir otros vegetales.

## PREPARACIÓN

Casca los huevos en un cuenco, añádeles la salsa de soja y el aceite de sésamo y una pizca de pimienta negra. Bátelo bien todo junto.

Vierte el aceite de cacahuete en una sartén antiadherente pequeña (de unos 15 cm) y ponla a fuego alto. Cuando el aceite esté caliente, vierte la mezcla de huevo en la sartén y utiliza una cuchara de madera o de plástico para remover los huevos mientras se cocinan, como si hicieras huevos revueltos. Cuando veas que el huevo empieza a cuajar, baja la intensidad del fuego.

Coloca los langostinos encima de la tortilla y a continuación también los brotes de soja. Dobla la tortilla por la mitad por encima del relleno y deja que se caliente todo junto durante 30 segundos.

Sirve la tortilla en un plato con cuidado y ponle el chile rojo por encima, los anacardos y las hojas de cilantro, si vas a utilizarlas.

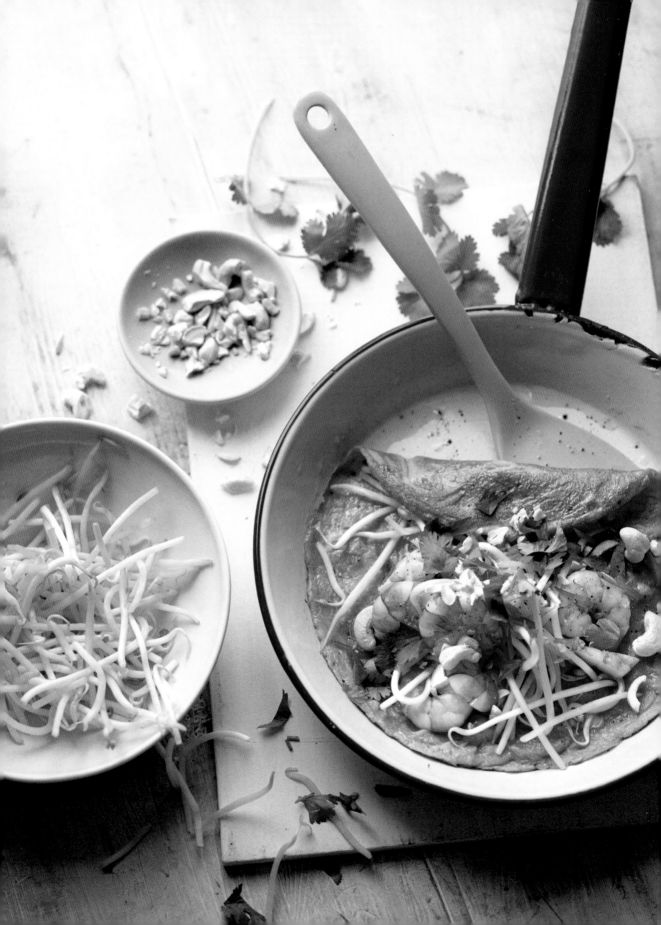

# SALMÓN ESCALFADO CON BEICON

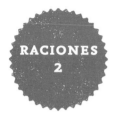

**RACIONES 2**

## INGREDIENTES

2 filetes de salmón sin piel de 250 g

½ cda. de aceite de oliva

2 lonchas de salmón ahumado gruesas, sin grasa y cortadas en tiras de 1 cm

1 calabacín cortado en medias lunas

200 g de arbolitos enanos (brotes tiernos de brócoli), si son muy grandes, córtalos por la mitad

8 tomatitos cherry

2 puñados de hojas de espinacas baby

sal y pimienta

40 g de piñones

parmesano rallado para servir

Mmm, beicon y salmón. ¡Sí, por favor! Este plato es muy sabroso y contiene un montón de esos ácidos grasos omega-3 que te ayudarán a estar tonificado.

## PREPARACIÓN

Pon a hervir agua en una cacerola grande. Introduce los filetes de salmón en el agua con cuidado y baja el fuego. Escalfa el pescado durante 10 minutos o hasta que esté bien hecho. Coge una espumadera y saca el pescado del agua con cuidado y escúrrelo bien.

Mientras el pescado se está haciendo, calienta el aceite en una sartén a fuego medio-alto. Cuando el aceite esté caliente, fríe el beicon durante 1 minuto, luego añade el calabacín y los arbolitos enanos y sofríelo todo durante otro minuto. Añade los tomatitos cherry y rehoga durante otro minuto o hasta que los tomates empiecen a abrirse y a soltar parte de sus deliciosos jugos. Agrega las espinacas y deja que reduzcan su tamaño, luego sazona con un poco de sal y una pizca generosa de pimienta.

Divide el beicon y la mezcla de vegetales en dos platos, coloca el salmón y los piñones por encima. Sírvelo con un poco de parmesano rallado.

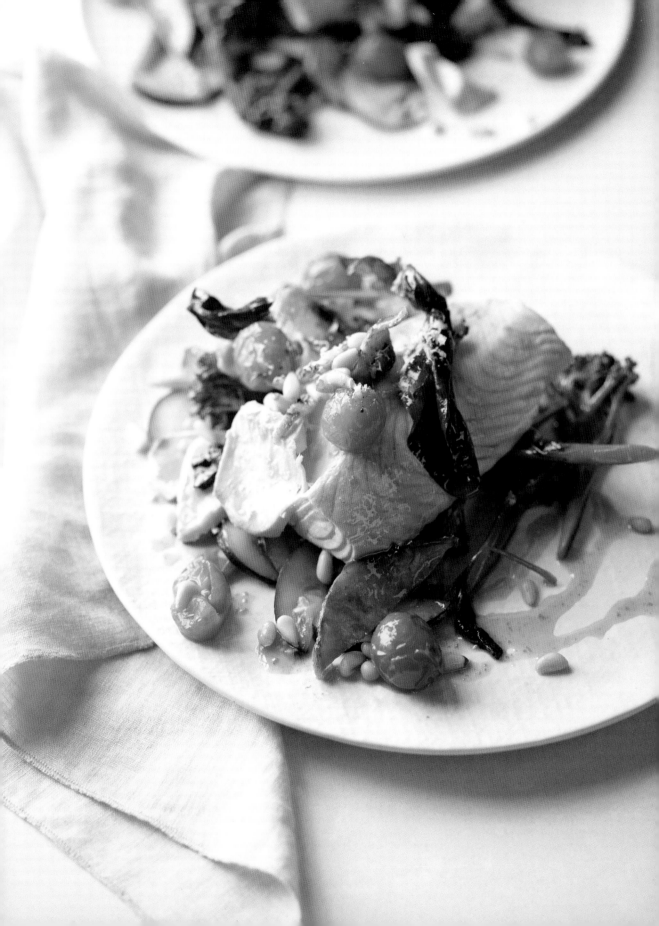

# LUBINA CON COLIFLOR ESPECIADA, GUISANTES Y PANEER

**RACIONES 2**

El queso fresco indio conocido como paneer es muy similar al halloumi, y combina perfectamente con la lubina y la coliflor en este plato. Si no puedes encontrar paneer, no dudes en utilizar el halloumi. ¡El garam masala es esencial en la despensa y aporta un gran sabor a casi cualquier cosa!

## INGREDIENTES

1 coliflor pequeña dividida en racimos

1 cda. de aceite de coco o de oliva

1 cebolla roja cortada a dados

2 cm de jengibre picado

150 g de paneer cortado en dados de 2 cm

1 cda. de garam masala

125 g de guisantes congelados

2 puñados de hojas de espinacas baby

½ manojo de cilantro, solo las hojas, picadas

4 filetes de lubina de 120 g cada uno, con la piel pero descamada

sal y pimienta

el zumo de una lima

## PREPARACIÓN

Pon a hervir agua en una cacerola grande, luego mete los racimos de coliflor y hiérvelos durante 3 minutos. Escúrrelos en un colador y acláralos con agua fría. Deja la coliflor en el colador para que se enfríe.

Calienta la mitad del aceite de coco en una sartén grande o en un wok a fuego medio-alto. Añade la cebolla y sofríe durante 2 minutos o hasta que empiece a ablandarse, luego añade el jengibre y sofríe durante otro minuto.

Añade el paneer, el garam masala y los guisantes, y sigue sofriendo durante 1 o 2 minutos. Si el garam masala se te pega en el fondo de la sartén y se quema, solo tienes que verter un chorrito de agua. Añade las espinacas, la coliflor y el cilantro, y remueve hasta que las espinacas reduzcan su tamaño.

Coge otra sartén y calienta el resto del aceite de coco a fuego medio-alto. Sazona los filetes de pescado con sal y pimienta, y, cuando el aceite esté caliente, colócalos en la sartén con la piel hacia abajo. Sofríelo durante 1 o 2 minutos hasta que la piel esté crujiente, luego dale la vuelta y cocínalo durante 1 minuto más.

Divide el paneer y los vegetales en dos platos y colócales la lubina encima. Acaba echándole un poco de zumo de lima por encima.

# HUEVOS PASADOS POR AGUA CON ESPINACAS Y BEICON

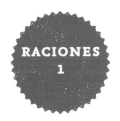

**RACIONES 1**

## INGREDIENTES

Una buena nuez de mantequilla
2 huevos grandes
½ cda. de aceite de oliva
4 lonchas de beicon ahumado, sin grasa, y cortadas en tiras gruesas de 1 cm
2 buenos puñados de hojas de espinacas baby
sal y pimienta
2 cdas. de piñones

Los huevos pasados por agua solo son huevos calientes y cremosos. Me encanta la textura que tienen, pero, si los prefieres escalfados o revueltos, también puedes hacerlos así.

## PREPARACIÓN

Pon a hervir agua en una vaporera grande.

Coloca un trozo de mantequilla en dos cuencos pequeños y luego casca un huevo en cada uno de ellos. Cuando el agua hierva y haya bastante vapor en la cesta de la vaporera, coloca los cuencos dentro con cuidado. Tapa la vaporera y deja que los huevos se hagan al vapor durante 6 o 10 minutos o hasta que las claras estén firmes pero las yemas sigan líquidas.

Entretanto, calienta el aceite de oliva en una sartén grande a fuego medio-alto. Añade el beicon y sofríelo durante 1 o 2 minutos o hasta que esté crujiente. Agrégale las espinacas y cocínalas hasta que reduzcan su tamaño, luego sazona con sal y pimienta.

Sirve los huevos pasados por agua con el beicon y las espinacas, y coloca los piñones por encima.

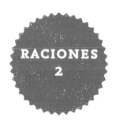

**RACIONES**
**2**

## SALMÓN CON ALCAPARRAS Y ENSALADA CAPRESE

SE PUEDE PREPARAR CON ANTELACIÓN

### INGREDIENTES

4 cdas. de aceite de oliva suave

2 filetes de salmón de 250 g sin piel

1 cdta. de mostaza de Dijon

el zumo de ½ limón

2 cdtas. de alcaparras

1 aguacate picado

2 tomates maduros troceados

1 bola de mozzarella troceada

un manojo pequeño de hojas de albahaca

50 nueces picadas

Si cierras los ojos cuando te comas este plato, creerás que estás en Italia: ensalada Caprese, alcaparras y albahaca fresca. ¡Menuda combinación!

### PREPARACIÓN

Calienta una cucharada sopera de aceite de oliva en una sartén a fuego medio-alto. Añade los filetes de salmón y sofríelos durante 1 o 2 minutos por cada lado, en ese tiempo el pescado debería coger un ligero color. Desmenuza el pescado en trozos grandes con una espátula y sofríelos durante 2 o 3 minutos, o hasta que el pescado esté bien hecho. Retira la sartén del fuego y reserva el salmón en un plato.

Mezcla la mostaza, el zumo de limón, las alcaparras y el resto del aceite de oliva para hacer el aliño.

Coloca el aguacate, el tomate y la mozzarella en dos platos. Sirve los trozos de salmón encima, espolvoréale las hojas de albahaca y las nueces por encima, y luego añádele algunas cucharadas de aliño.

### ★ CONSEJOS

Compra plantas de hierbas aromáticas, déjalas en el alféizar de la ventana y tendrás hierbas aromáticas gratis para siempre.

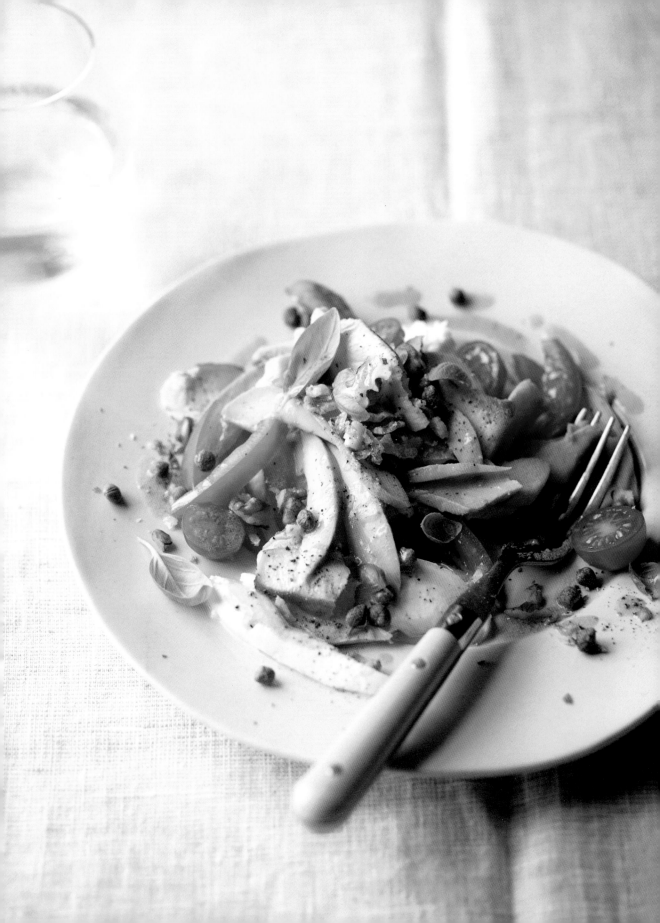

# TERIYAKI DE SALMÓN CON FIDEOS DE CALABACÍN

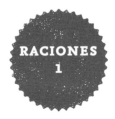

**RACIONES
1**

## SE PUEDE PREPARAR CON ANTELACIÓN

### INGREDIENTES

½ cda. de aceite de coco
  o de oliva

1 filete de salmón de 240 g
  sin piel

2 cebolletas cortadas en rodajas
  finas

2 cm de jengibre picado

2 cdas. de salsa de soja light

1 cda. de miel

1/2 cda. de vinagre de arroz

4 tomatitos cherry cortados
  por la mitad

1 calabacín grande cortado
  en espiral o en tiras en forma
  de fideo

2 cdta. de aceite de sésamo

Si no tienes uno de esos utensilios que sirven para cortar las verduras en espiral, haz los fideos con un pelapatatas para conseguir tiras finas de calabacín, luego puedes apilarlas y cortarlas con un cuchillo para que te queden más finas.

## PREPARACIÓN

Calienta la mitad del aceite de coco en una sartén a fuego medio-alto. Cuando el aceite se haya fundido y esté caliente, añade el salmón y sofríelo durante 2 o 3 minutos por cada lado o hasta que se haya dorado un poco y esté casi hecho.

Entretanto mezcla las cebolletas, el jengibre, la salsa de soja, la miel y el vinagre para hacer una salsa teriyaki. Viértela en la sartén con el salmón y déjala hasta que burbujee, luego retira la sartén del fuego.

Calienta el resto del aceite de coco en otra sartén a fuego alto. Añade los tomates y sofríe durante 1 minuto. Vierte los calabacines con suavidad y remuévelos con cuidado durante 1 minuto para que se calienten.

Sirve los calabacines con los tomates y corónalo con el salmón en salsa teriyaki. Decora el plato poniéndole unas gotas de aceite de sésamo por encima.

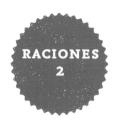

**RACIONES**
**2**

## SE PUEDE PREPARAR CON ANTELACIÓN
(pero caliéntalo en el horno, no en el microondas)

## SE PUEDE CONGELAR

## INGREDIENTES

50 g de copos de avena

50 g de almendras molidas

3 cdtas. de pimentón ahumado

sal y pimienta

1 huevo

2 pechugas de pollo sin piel
   de 220 g

2 cdas. de harina normal

1 cda. de aceite de coco
   o de oliva

½ pepino cortado en trozos
   de 2 cm

1 tomate grande troceado

1 aguacate troceado

1 cda. de aceite de oliva

un chorro de zumo de limón

# MI POLLO CON AVENA

¿Te sientes estresado después de un largo día de trabajo? Deshazte de él preparando esta receta a la que podrás darle una buena paliza con un rodillo o los puños para que se cocine más rápido. Ah, ¿y he mencionado ya que va recubierta de una crujiente capa de avena con sabor a almendra sofrita en aceite de coco que sabe a gloria?

## PREPARACIÓN

Mezcla los copos de avena, las almendras molidas, el pimentón ahumado y una buena pizca de sal y pimienta en una fuente profunda. Casca el huevo en otro plato hondo y bátelo.

Extiende una hoja grande de papel film sobre tu tabla de cortar y coloca las pechugas de pollo encima dejando espacio para que puedan extenderse, luego ponles otra hoja de papel film por encima. Utiliza el rodillo, un mazo ablandador o cualquier otro instrumento romo para amasar la pechuga hasta que se haya reducido a la mitad de su tamaño original y esté plana. Separa la pechuga del papel film y espolvoréale harina por encima, sacude un poco la carne para eliminar el exceso, luego sumérgela en el huevo batido y sacúdela otra vez para eliminar el exceso. A continuación reboza las pechugas de pollo con la mezcla de avena y almendra, y ve presionando un poco la carne para cubrirlas lo mejor que puedas.

Calienta el aceite de coco en una sartén antiadherente grande a fuego medio. Coloca las pechugas de pollo sobre el aceite con cuidado y sofríelas durante unos 4 minutos por cada lado o hasta que el pollo esté bien hecho. Comprueba el punto de cocción haciendo un corte en uno de los trozos más grandes para asegurarte de que la carne está blanca por dentro y de que no queda ninguna parte rosa. Saca las pechugas y colócalas sobre unas cuantas hojas de papel de cocina para escurrir el exceso de aceite.

Mezcla el pepino, el tomate, el aguacate, el aceite de oliva y el zumo de limón para preparar una ensalada rápida, y sírvela junto al pollo con avena.

# MEJILLONES EN LECHE DE COCO

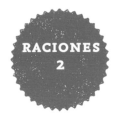

**RACIONES 2**

## INGREDIENTES

1 cda. de aceite de coco
  o de oliva
2 anises estrellados
6 cebolletas cortadas
  en rodajas finas
2 dientes de ajo picados
1 tallo de *lemongrass*, dale
  un golpe con el mango
  del cuchillo
1 chile rojo troceado
  (quítale las semillas si no
  quieres que pique mucho)
1 lata de 400 ml de leche
  de coco entera
2 kg de mejillones limpios
2 cdas. de salsa de pescado
un puñado pequeño de hojas
  de cilantro picadas
2 limas

Si nunca has probado los mejillones con leche de coco, te van a gustar. Son una estupenda alternativa al pescado o a los langostinos, y están buenísimos.

### PREPARACIÓN

Calienta el aceite de coco en una cacerola muy grande o en un wok que tenga tapa (puedes improvisarla con un plato grande o con un poco de papel film). Cuando se haya fundido el aceite, añade el anís estrellado, las cebolletas, el ajo, el *lemongrass* y el chile y sofríe durante 1 minuto o hasta que las cebolletas y el ajo empiecen a ablandarse: ¡seguro que los aromas empiezan a abrirte el apetito!

Vierte la leche de coco y lleva la mezcla a ebullición, luego baja el fuego y deja que hierva a fuego lento durante unos 3 minutos para reducir un poco el líquido. Échales un vistazo a los mejillones: si hay alguno abierto, tíralo. Mete los mejillones en la leche de coco y remuévelos un poco, luego tápalo durante 3 o 4 minutos y agita la cacerola de vez en cuando. Se sabe que los mejillones están hechos cuando se abren del todo (procura no cocinarlos demasiado porque te quedarán duros). Tira los mejillones que no se hayan abierto.

Retira la cacerola del fuego y añade la salsa de pescado, la mitad del cilantro picado y el zumo de una de las limas. Divide los mejillones en dos cuencos y espolvoréales el resto del cilantro por encima. Corta la otra lima por la mitad y déjala en un lateral del cuenco para que cada comensal pueda exprimirla a su gusto.

★ Sírvelo con una buena ración de tu verdura preferida, como las espinacas, la col rizada, el brócoli, los tirabeques o las judías verdes.

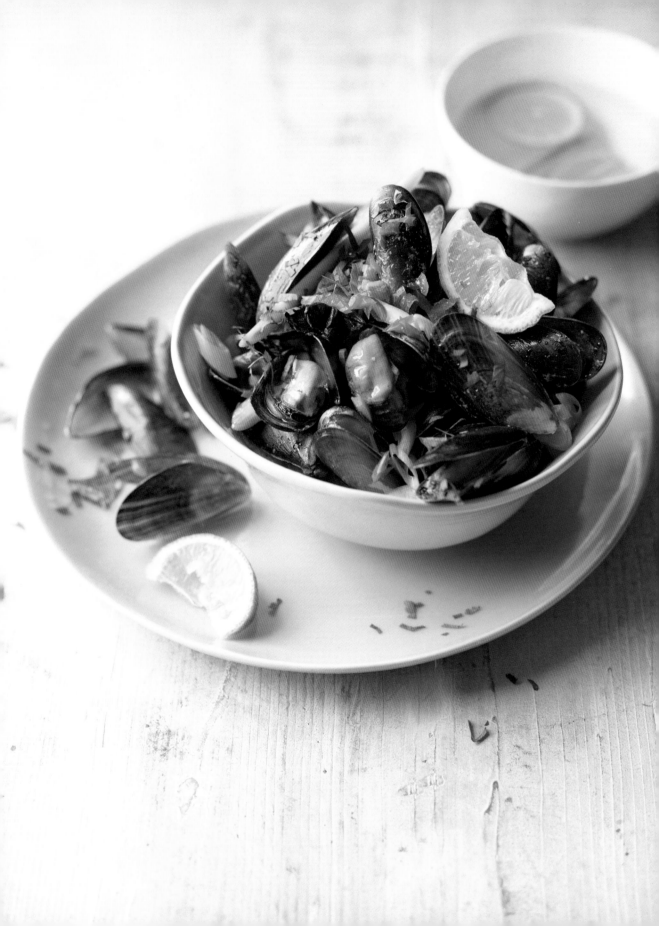

# FILETE CON CHORIZO PICANTE, TOMATES Y COL KALE

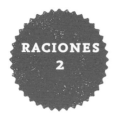

**RACIONES**
**2**

## INGREDIENTES

2 cdas. de aceite de oliva

2 filetes de solomillo de 240 g
  (quítales el exceso de grasa)

sal y pimienta

75 g de chorizo curado cortado
  en dados

200 g de col kale, quítale
  los tallos gruesos

8 tomatitos cherry cortados
  por la mitad

1 cda. de vinagre de jerez,
  o balsámico o de vino

Guau, ¿chorizo y filete en el mismo plato? ¡Me apunto! Este es un plato
para los amantes de la carne. Si no te gusta mucho la col kale, siempre
puedes utilizar espinacas, pero ponle alguna verdura.

## PREPARACIÓN

Hierve agua en una cacerola grande y pon una sartén grande a fuego alto.

Pinta los filetes de carne con el aceite y sazónalos bien con sal y pimienta.
Cuando la sartén esté bien caliente, coloca encima el solomillo con
cuidado y sofríelos durante 2 minutos por cada lado. Sirve los filetes en un
plato y déjalos reposar.

Entretanto mete el chorizo en la misma sartén, baja el fuego al mínimo
y sofríelo durante 2 minutos. Al mismo tiempo mete la col kale en el agua
hirviendo y cocínala durante 1 minuto, luego escúrrela en un escurridor
o en un colador.

Sube el fuego del chorizo al máximo, añádele los tomatitos y sofríelo todo
junto durante 1 minuto. Vierte el vinagre y deja que hierva hasta que se
reduzca casi del todo. Añade la col kale y remueve bien para que se
mezclen todos los ingredientes.

Retira del fuego y sazónalo al gusto con sal y pimienta. Sirve un filete en
cada plato y vierte la deliciosa mezcla por encima.

# SALMÓN AHUMADO CLÁSICO Y HUEVOS REVUELTOS

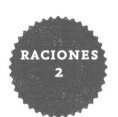

**RACIONES 2**

## INGREDIENTES

6 huevos

20 g de mantequilla troceada

pimienta

6 lonchas de salmón ahumado cortado en tiras de 1 cm de grosor

un manojo pequeño de cebollino bien picado

un puñado de hojas de espinacas baby para servir

¡El rey de los desayunos saludables es una auténtica receta Adelgaza en 15! Si eres de los que siempre tiene prisa por la mañana, esta receta te irá como anillo al dedo. Saltear los huevos a fuego lento con mantequilla les proporciona una textura muy cremosa.

## PREPARACIÓN

Hierve agua en una cacerola.

Casca los huevos en un cuenco resistente al fuego y añádeles la mantequilla y una buena pizca de pimienta. Bate los huevos, coloca el cuenco sobre la cacerola de agua hirviendo y baja el fuego hasta que el agua hierva muy despacio. Cocina los huevos durante 10 minutos sin dejar de remover. Cuando los huevos empiecen a cuajar, añade el salmón ahumado y el cebollino, y sigue cocinando los huevos hasta que adquieran la consistencia que más te guste. Cuanto más tiempo los cocines, más firmes quedarán.

Sirve estos deliciosos huevos acompañados de un puñado de espinacas y espolvoréales un poco de pimienta por encima.

# LUBINA CON COQUITOS BRASILEÑOS, COL KALE Y GRANADA

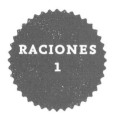

**RACIONES 1**

Lubina con coquitos y granada: una combinación de sabores increíble repleta de cosas buenas para la salud. ¡Con esta receta impresionarás a tus amigos en cualquier cena!

## SE PUEDE PREPARAR CON ANTELACIÓN

### INGREDIENTES

2 cdas. de aceite de oliva

2 filetes de lubina de 120 g con la piel

sal y pimienta

75 g de col kale, quítale los tallos gruesos

4 arbolitos enanos (brotes tiernos de brócoli), corta a lo largo los que sean demasiado grandes

2 cdas. de semillas de granada

25 g de coquitos brasileños troceados

1 chile rojo bien picado (quítale las semillas si no quieres que pique mucho)

## PREPARACIÓN

Pon agua a hervir en una cacerola.

Entretanto calienta la mitad del aceite de oliva en una sartén a fuego medio-alto. Sazona la lubina con sal y pimienta, y, cuando el aceite esté caliente, coloca el pescado en la sartén con cuidado, con la piel hacia abajo. Cocínalo durante 2 o 3 minutos, luego dale la vuelta con precaución. Retira la sartén del fuego y deja que el pescado se acabe de hacer con el calor residual.

Mete la col kale y los arbolitos enanos en el agua hirviendo y deja que hiervan a fuego lento durante 2 minutos. Escúrrelo todo en un escurridor o colador y aclara las verduras con agua fría. Coloca las verduras en un cuenco y añade el resto del aceite de oliva junto con las semillas de granada, los coquitos brasileños y el chile. Mézclalo todo junto con suavidad.

Apila los vegetales en un plato, coloca el pescado encima y a comer.

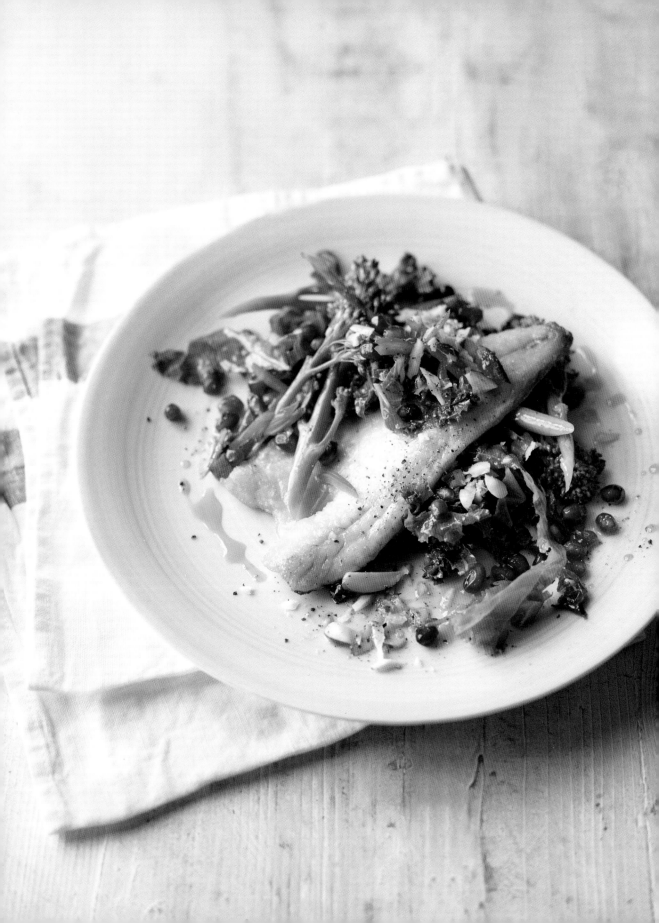

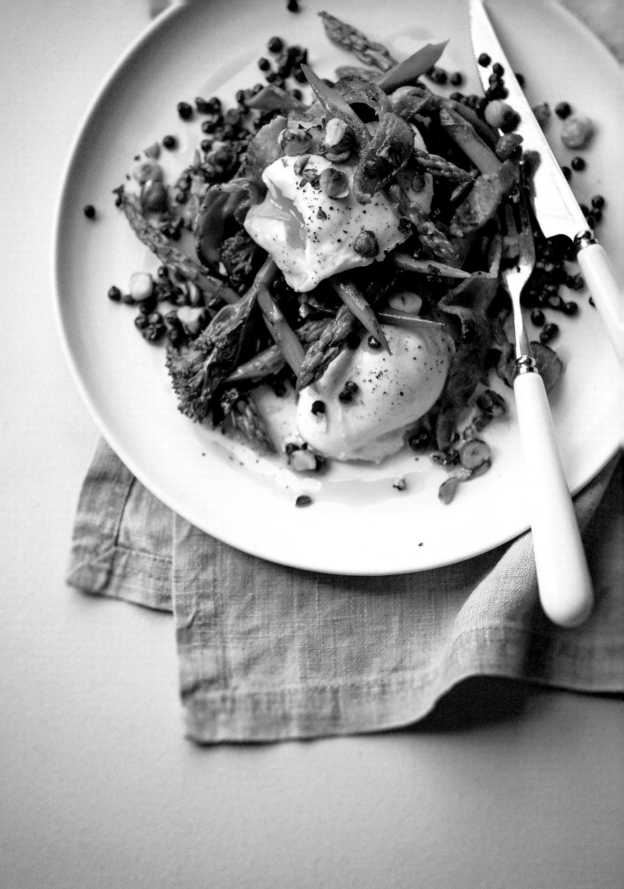

# ARBOLITOS ENANOS A LA PLANCHA CON ESPÁRRAGOS Y HUEVOS

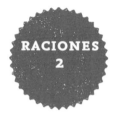

**RACIONES 2**

## INGREDIENTES

8 espárragos
  (quítales la parte dura)
8 arbolitos enanos
  (tallos tiernos de brócoli)
2 lonchas de beicon ahumado
sal y pimienta
150 g de lentejas pardinas
  precocinadas
4 huevos
una gota de aceite de oliva
un chorrito de vinagre de jerez
2 cdas. de avellanas tostadas
  y troceadas

¿Qué puedo decir? ¡Ya sabes que estoy obsesionado con los arbolitos enanos! Estoy seguro de que esta receta para el desayuno te gustará tanto como a mí.

## PREPARACIÓN

Pon agua a hervir en una cacerola grande y una plancha a fuego alto. Probablemente también sea buena idea que abras alguna ventana, porque cocinar a la plancha siempre parece activar la alarma antiincendios.

Cuando la plancha esté caliente, pon los espárragos, los arbolitos y el beicon encima y salpimenta las verduras. Cocínalo todo durante 3 o 4 minutos sin dejar de remover; se trata de conseguir que el beicon quede crujiente y las verduras un poco tostadas.

Calienta las lentejas en el microondas siguiendo las instrucciones del envase.

Casca los huevos dentro del agua con cuidado y baja el fuego hasta que el agua burbujee con suavidad. Cuece los huevos durante unos 4 minutos para que te quede la yema líquida, luego sácalos con cautela utilizando una espumadera y escúrrelos sobre unas hojas de papel de cocina.

Cuando las verduras estén bien hechas, sácalas del agua y colócalas en un cuenco. Coge el beicon de la plancha y trocéalo; a continuación mételo también en el cuenco con el aceite de oliva, el vinagre de jerez y las lentejas. Sazona al gusto con sal y pimienta y mezcla todos los ingredientes antes de servirlos en los platos. Sirve los huevos escalfados encima y dale el último toque con las avellanas tostadas.

# PATO, JUDÍAS VERDES Y NUECES

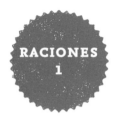

**RACIONES 1**

Oh, vaya, ¡hola, grasas saludables! Aunque este plato parece digno de la carta de un restaurante de lujo, se prepara en unos pocos minutos. Y aunque está muy bueno a temperatura ambiente, también se puede preparar con antelación.

SE PUEDE PREPARAR CON ANTELACIÓN

## INGREDIENTES

1 cda. de aceite de oliva
240 g de pechuga de pato cortada en tiras gruesas de 2 cm
sal y pimienta
100 g de judías verdes
1 cda. de aceite de nuez
40 g de nueces
2 cdas. de tomates secos

## PREPARACIÓN

Pon agua a hervir en una cacerola grande.

Calienta el aceite de oliva en una sartén a fuego medio-alto. Sazona la pechuga de pato con sal y pimienta. Cuando el aceite esté caliente, añade el pato y sofríelo, removiendo de vez en cuando, durante unos 3 minutos o hasta que la carne esté bien hecha y ligeramente dorada.

Entretanto mete las judías en el agua hirviendo y deja que se cuezan suavemente durante 1 minuto. Escúrrelas en un colador, luego acláralas con agua fría. Coloca las judías en un cuenco y añádeles el aceite de nuez, las nueces y los tomates secos. Sazona bien con sal y pimienta, luego mézclalo todo junto.

Sirve las judías verdes y las nueces en un plato y coloca el pato encima.

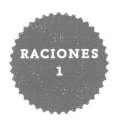

**RACIONES 1**

## SE PUEDE PREPARAR CON ANTELACIÓN

## SE PUEDE CONGELAR

## INGREDIENTES

½ cda. de aceite de coco
   o de oliva
½ cebolla roja cortada
   en rodajas
1 pimiento rojo o amarillo
   despepitado y cortado
   en tiras finas
½ calabacín picado en dados
300 g de albóndigas de pavo
   preparadas (las venden en
   muchos supermercados)
una lata de 400 g de tomate
   picado
20 g de queso feta desmigado
½ manojo de perejil, solo
   las hojas, picadas (opcional)

# ALBÓNDIGAS DE PAVO CON QUESO FETA

Estas albóndigas hicieron furor en Instagram y se convirtieron en uno de mis vídeos más populares. La salsa de queso también está buenísima con albóndigas de ternera. Puedes añadirle cualquier verdura que tengas en la nevera.

## PREPARACIÓN

Calienta el aceite de coco en una sartén grande a fuego medio-alto. Añádele la cebolla, el pimiento y el calabacín, y sofríelo todo junto durante 2 minutos o hasta que las verduras empiecen a ablandarse y reduzcan su tamaño.

Sube el fuego al máximo y mete las albóndigas en la sartén. Sofríelas durante 2 o 3 minutos sin dejar de darles vueltas para que se doren de manera uniforme.

Agrega el tomate picado y lleva la mezcla a ebullición, luego baja el fuego y deja que hierva a fuego lento durante 5 minutos o hasta que las albóndigas estén bien hechas. Comprueba el punto de cocción haciendo un corte en una de las más grandes para asegurarte de que la carne está blanca por dentro y que no queda ninguna parte rosa.

Retira la sartén del fuego, desmiga el queso feta por encima y espolvorea un poco de perejil, si quieres.

## ★ CONSEJOS

Si no encuentras albóndigas de pavo en el supermercado, solo tienes que comprar carne picada de pavo y sazonarla con una buena cantidad de sal y pimienta. Para darle más sabor a la carne, ponle orégano en polvo, perejil o sazónala con algún molinillo con una mezcla de especias que te guste. Amasa la carne con las especias durante 1 minuto y luego haz albóndigas del tamaño de pelotas de golf.

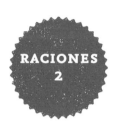

# KOFTAS DE CORDERO CON ENSALADA GRIEGA

## SE PUEDE PREPARAR CON ANTELACIÓN

## SE PUEDE CONGELAR
(las koftas, ¡la ensalada no!)

## INGREDIENTES

350 g de carne picada de cordero

2 cdtas. de canela molida

2 cdtas. de comino molido

4 cebolletas cortadas
en rodajas finas

2 dientes de ajo picados

sal y pimienta

½ pepino troceado
en dados grandes

1 tomate grande troceado
en dados grandes

16 aceitunas negras

un chorro de vinagre de jerez

un puñado pequeño de hojas
de menta para servir (opcional)

Este es un plato fantástico para el verano y queda muy bien en las barbacoas. El frescor de la ensalada combina muy bien con el sabor intenso de la carne. Si quieres variar la receta, también puedes prepararla con carne picada de ternera.

## PREPARACIÓN

Precalienta el horno al máximo.

Mete la carne de cordero picada en un cuenco. Añádele la canela y el comino, las cebolletas, el ajo y una pizca generosa de sal y pimienta, luego mézclalo bien todo junto: yo creo que lo mejor es hacerlo con las manos.

Moldea la mezcla de carne picada y haz cuatro churros del mismo tamaño, pínchalos en un palo y colócalos sobre una sartén o una bandeja de horno. Hornea las koftas durante cinco minutos por cada lado o hasta que se hayan tostado y estén bien hechas.

Entretanto, pon en un cuenco el pepino, el tomate, las aceitunas y el vinagre.

Sirve las koftas con esta ensalada y, si quieres, dale un toque artístico con las hojas de menta.

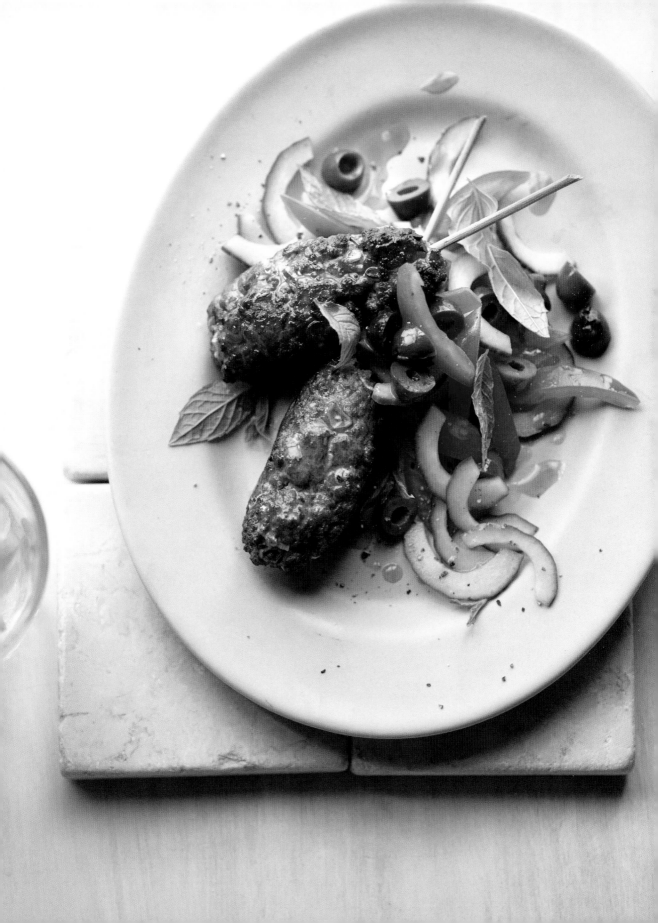

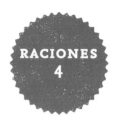

# *DAAL* DE COCO Y ANACARDOS

RECETA LARGA

SE PUEDE PREPARAR CON ANTELACIÓN

SE PUEDE CONGELAR

INGREDIENTES

250 g de lentejas amarillas
  peladas (las encontrarás
  en muchos supermercados)
1 cda. de aceite de coco
  o de oliva
1 cebolla roja pequeña troceada
1 cdta. de comino
1 rama de canela partida
  por la mitad
1 hoja de laurel fresca,
  o 2 si están secas
4 dientes de ajo bien picado
5 cm de jengibre bien picado
1 chile verde cortado
  por la mitad a lo largo
1 cda. de garam masala
1 cdta. de cúrcuma molida
1 lata de 400 ml de leche
  de coco entera
500 ml de caldo de verduras
  caliente
200 g de anacardos
2 buenos puñados de hojas
  de espinacas baby
un puñado de cilantro,
  solo las hojas, picadas

Vale la pena probar esta riquísima receta vegetariana. Prepararla te robará más tiempo que la mayoría de mis recetas (necesitarás una hora para hacerla), pero es un tiempo bien invertido, porque está increíble.

PREPARACIÓN

Mete las lentejas peladas en un cuenco y cúbrelas con agua caliente del grifo. Déjalas en remojo mientras cocinas la cebolla y las especias.

Funde el aceite de coco en una cacerola grande a fuego medio. Añade la cebolla y cocínala durante 3 o 4 minutos o hasta que esté blanda. Agrega las semillas de comino, la canela y las hojas de laurel y sofríelo todo durante 45 segundos; luego incorpora el ajo, el jengibre y el chile, y cocínalo durante 1 minuto. Espolvorea el garam masala y la cúrcuma en polvo y sofríe durante 30 segundos.

Escurre las lentejas e incorpóralas a la sartén junto con la leche de coco y la mitad del caldo de verduras. Lleva a ebullición y deja que hierva a fuego lento durante 30 minutos o hasta que las lentejas estén completamente tiernas.

Entretanto vierte el resto del caldo de verduras sobre los anacardos y déjalos 10 minutos en remojo. Mete los anacardos y el caldo en una licuadora y bátelos bien.

Cuando las lentejas estén tiernas, añádeles la crema de anacardos y las espinacas, luego remueve hasta que las espinacas hayan reducido su tamaño. Retíralo del fuego y añádele el cilantro antes de engullir este delicioso *daal*.

★ Sírvelo con una buena ración de tu verdura preferida, como las espinacas, la col rizada, el brócoli, los tirabeques o las judías verdes.

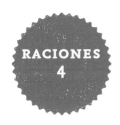

RACIONES
4

RECETA LARGA

SE PUEDE PREPARAR
CON ANTELACIÓN

SE PUEDE CONGELAR

## INGREDIENTES

3 berenjenas cortadas
  a lo largo en tiras
  de unos 5 mm de grosor
unos 100 ml de aceite de oliva
sal y pimienta
1 cebolla roja grande cortada
  en dados
3 dientes de ajo bien picados
1 kg de carne de pavo picada
1 cdta. de canela molida
1 cda. de tomate triturado
300 ml de caldo de pollo
2 cdtas. de orégano en polvo
2 bolas de mozzarella
  (unos 250 g)
4 cdas. de parmesano rallado
un puñado de perejil,
  solo las hojas, picadas

# MUSAKA DE PAVO

Es difícil encontrar algo que esté más bueno que la berenjena al horno; metida en esta musaka, se convierte en la receta perfecta para una buena fiesta. Además, se puede preparar con antelación, así no tendrás trabajo. En realidad, se tarda aproximadamente una hora y cuarto en preparar esta receta, pero la mayor parte de ese tiempo se invierte en el horneado.

## PREPARACIÓN

Precalienta el grill al máximo. Coloca una capa de rodajas de berenjena en la plancha o en la bandeja del horno, viérteles un chorrito de aceite de oliva y sazónalas con sal y pimienta. Mételas debajo del grill y cocínalas durante unos 2 minutos por cada lado. Cuando estén hechas (suaves al tacto y un poco chafadas), coloca las demás tiras de berenjena en la bandeja y repite el mismo proceso hasta que las tengas todas hechas.

Calienta un chorro de aceite de oliva en una cacerola grande a fuego medio-alto. Añade la cebolla y el ajo y sofríe entre 3 y 4 minutos hasta que empiece a ablandarse. Sube el fuego al máximo y agrega la carne de pollo, la canela, el tomate triturado, el caldo de pollo y el orégano. Lleva a ebullición y deja que hierva a fuego lento durante 20 minutos.

Precalienta el horno a 190º (si tiene ventilador a 170º, horno de gas 5).

Vierte como un cuarto de la mezcla que has hecho con la carne picada en una fuente apta para cocinar en el horno. Trocea media bola de mozzarella y repártela por encima de la carne, luego coloca encima un tercio de las tiras de berenjena (no importa si se solapan las unas con las otras). Repite el proceso hasta que hayas hecho 3 capas de carne picada y 3 capas de berenjena, luego acaba extendiendo el último cuarto de carne picada.

Reparte el parmesano por encima y hornea la musaka durante unos 30 minutos hasta que esté bien hecha y dorada. Decórala con un poco de perejil fresco.

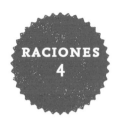

RECETA LARGA

SE PUEDE PREPARAR
CON ANTELACIÓN

SE PUEDE CONGELAR

INGREDIENTES

2 buenas nueces de mantequilla
1 puerro grande lavado
   y picado en trozos de 2 cm
200 g de champiñones picados
4 pechugas de pollo de 250 g
   cortadas en dados
250 ml de caldo de pollo
1 cda. de harina de maíz
100 ml de nata líquida
2 buenos puñados
   de espinacas baby
unas 6 hojas de pasta filo
un chorro de aceite de oliva
ensalada o verduras
   para acompañar

# EL PASTEL DE POLLO DE JOE

Si te gusta la tarta de pollo, esta receta no te decepcionará. En realidad, es Adelgaza en 60, pero está tan buena que no te importará esforzarte un poco más. Además lleva nata líquida y mantequilla, y eso significa que estará buenísima.

## PREPARACIÓN

Precalienta el horno a 190° (a 170 si tiene ventilador, horno de gas 5).

Calienta la mantequilla en una sartén grande a fuego medio-alto. Añade el puerro y los champiñones y sofríe durante 2 o 3 minutos hasta que empiecen a ablandarse. Sube el fuego, agrega los trozos de pollo y sofríe durante 2 minutos (el pollo no quedará hecho del todo), luego vierte el caldo de pollo y deja que hierva a fuego lento.

Entretanto mezcla la harina con dos cucharadas soperas de agua hasta que quede una masa suave, viértela en la sartén con la nata líquida. Vuelve a llevarlo a ebullición sin dejar de remover con suavidad y cocina la salsa hasta que espese. Retira del fuego y agrega las espinacas. Luego métela todo junto en una fuente de unos 28 cm x 15 cm. Déjalo reposar para que se enfríe un poco.

Coge una hoja de masa filo y arrúgala con las manos, ¡no hay una forma correcta o incorrecta de hacer esto! Coloca la hoja arrugada de masa filo encima del relleno de pollo que está en la fuente y repite la operación con el resto de las hojas.

Riega las hojas de pasta con un chorrito de aceite de oliva y luego hornea la tarta durante unos 20 minutos; cuando la saques, la pasta filo debería de estar crujiente y dorada.

Sírvela acompañada de ensalada o verdura.

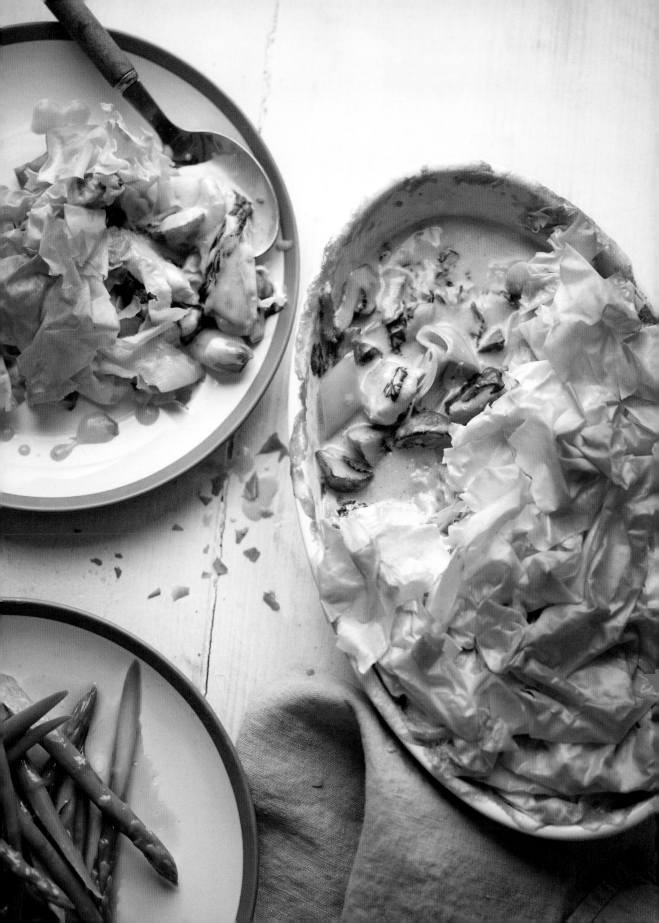

# RECETAS PARA RECARGAR CARBOHIDRATOS DESPUÉS DEL ENTRENAMIENTO

4

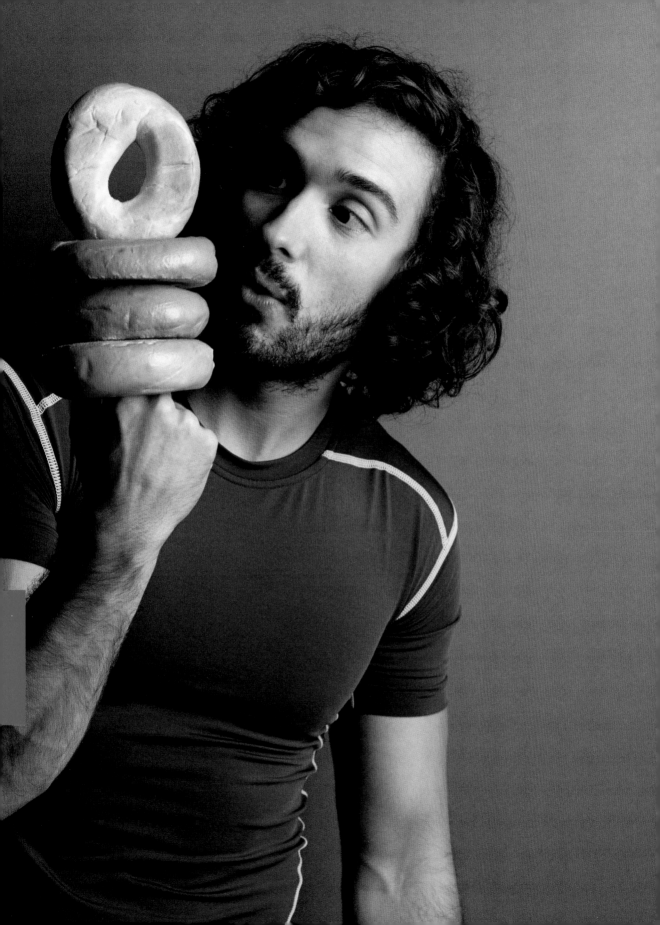

# COPOS DE AVENA CON PLÁTANO Y ARÁNDANOS

**RACIONES
1**

## INGREDIENTES
1 plátano troceado
75 g de yogur entero
250 ml de leche de almendras
1 cda. (30 g) de proteína
   en polvo con sabor a fresa
100 g de copos de avena
un puñado de pistachos
   u otros frutos secos,
   arándanos y moras
   para servir

Este es un desayuno rápido y fácil para tomarlo a toda prisa después de haber empezado el día con una buena sesión matutina de ejercicios.

### PREPARACIÓN
Mete el plátano, el yogur, la leche de almendra y la proteína en polvo en una licuadora y bátelo todo junto hasta que adquiera una textura suave. Vierte la mezcla en un cuenco y añádele la avena, luego tápalo para enfriarlo durante unas 4 horas o prepáralo preferiblemente la noche anterior.

Cuando te lo vayas a comer, ponle por encima los frutos secos, los arándanos y las moras.

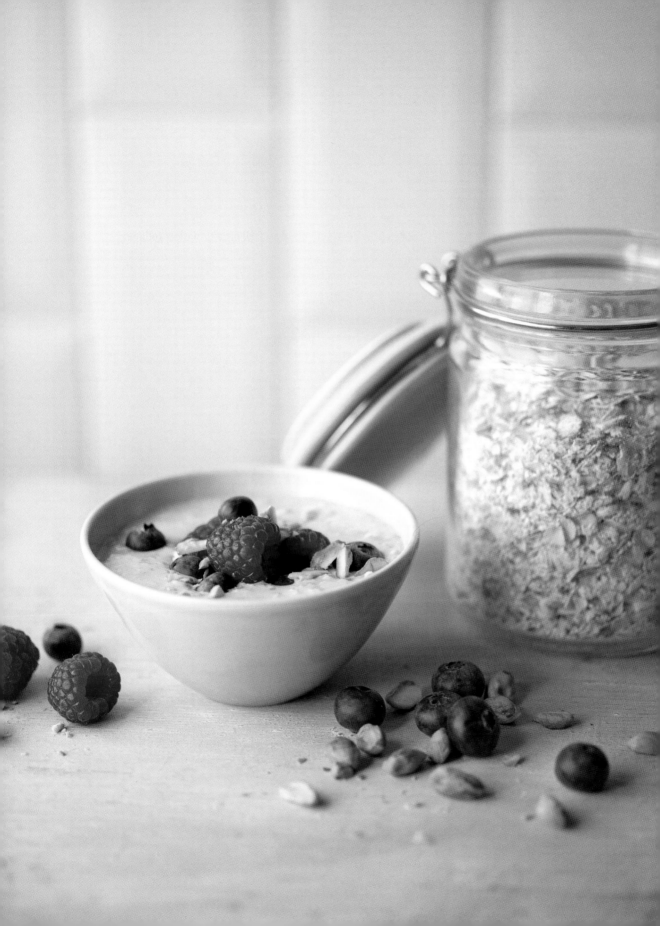

# SUPERMAGDALENA McLEAN

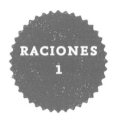

**RACIONES
1**

## INGREDIENTES

2 huevos
2 cdtas. de aceite de coco
  o de oliva
5 tomatitos cherry
2 puñados enormes de hojas
  de espinacas baby
1 magdalena grande
240 g de jamón ahumado
  sin grasa
1 chile rojo bien picado
  (opcional)

Cuando estés haciendo tus ejercicios y necesites un empujón para hacer esas últimas repeticiones, solo tendrás que pensar que te está esperando una de estas magdalenas. Para conseguir que los huevos escalfados te salgan lo mejor posible, asegúrate de utilizar huevos muy frescos.

## PREPARACIÓN

Pon agua a hervir en una cacerola. Casca los huevos dentro del agua con cuidado y ve bajando el fuego hasta que el agua apenas burbujee. Escalfa los huevos durante unos 4 minutos para que te queden las yemas líquidas, luego sácalos del agua con cuidado, ayudándote de una espumadera y escúrrelos sobre papel de cocina.

Entretanto calienta el aceite de coco en una sartén grande a fuego medio-alto. Añade los tomates y remueve en el aceite caliente durante 1 o 2 minutos o hasta que estén ligeramente dorados y les salgan ampollas. Luego agrégales las espinacas y remuévelas con los tomates hasta que reduzcan su tamaño; más tarde retira la sartén del fuego.

Tuesta la magdalena, colócale el jamón ahumado encima y añade una cucharada del tomate con espinacas; a continuación, incorpora los huevos escalfados y unas cuantas rodajas de chile rojo, si quieres.

# LAS TORTITAS PROTEICAS DE LOS CAMPEONES

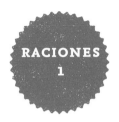

**RACIONES 1**

## INGREDIENTES

1 plátano troceado
1 cucharada sopera (30 g) de proteína en polvo con sabor a vainilla
1 huevo
25 g de copos de avena
1 cda. de aceite de coco o de oliva
un yogur griego entero
arándanos y moras para servir

Oooh, ¿puedo comer tortitas y estar en forma? Sí, por favor: ¡vendido! Puede parecer increíble, pero en realidad son el capricho perfecto para después de una buena sesión de ejercicio, así que a disfrutarlas. ¡Te las has ganado!

### PREPARACIÓN

Bate el plátano, la proteína en polvo, el huevo y los copos de avena en una licuadora para hacer la masa.

Calienta la mitad del aceite de coco en una sartén antiadherente a fuego medio. Vierte pequeñas cucharadas de masa en la sartén. Yo suelo hacer tres utilizando la mitad de la masa. Cocínalas aproximadamente 1 minuto por cada lado. Déjalas en un plato y repite el proceso con el resto de la masa.

Sírvelas acompañadas de una cucharada de yogur y unas cuantas bayas.

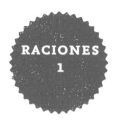

RACIONES
1

# BATIDO PROTEICO DE ARÁNDANOS Y PLÁTANO

## INGREDIENTES

75 g de copos de avena
un buen puñado de arándanos
unos cuantos cubitos de hielo
1 plátano troceado
1 cucharada (30 g) de proteína
  en polvo con sabor a vainilla
1 cda. de semillas de chía
120 ml de agua de coco
  o agua normal

Este batido es una gran forma de aportarle un montón de vitaminas a tu dieta, pues es muy fácil de hacer y transportar (te lo puedes llevar al trabajo). Te recomiendo que te compres una buena licuadora: valen su peso en oro. Solo debes recordar que, aunque está bien tomar batidos de proteínas de vez en cuando, nunca debes utilizarlos para sustituir comidas: ¡sigue alternando!

## PREPARACIÓN

Mete todos los ingredientes en la licuadora y mézclalos hasta que adquieran una textura suave.

### ★ CONSEJO

Los aztecas y los mayas valoraban mucho las semillas de chía. Su valor residía en que son una fuente de energía sostenible (en realidad, en la antigua lengua maya la palabra «chía» significa «fuerza»). ¡Que no te engañe su tamaño! Como buena fuente de fibra, proteínas y antioxidantes, estas pequeñas semillas esconden un tesoro nutricional.

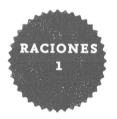

RACIONES
1

# EL BATIDO DEL INCREÍBLE HULK

## INGREDIENTES

200 ml de leche de almendras
1 manzana granny Smith, quítale
  el corazón y trocéala
2 buenos puñados (120 g)
  de hojas de espinacas baby
1 cucharada (30 g) de proteína
  en polvo con sabor a vainilla
75 g de copos de avena

Este batido es una bebida verde muy buena para tu salud. A mí me gusta dejarle la piel a la manzana porque está repleta de nutrientes, pero si prefieres quitársela no pasa nada. Disfruta.

## PREPARACIÓN

Mete todos los ingredientes en la licuadora con unos cuantos cubitos de hielo y bátelos hasta que adquieran una textura suave.

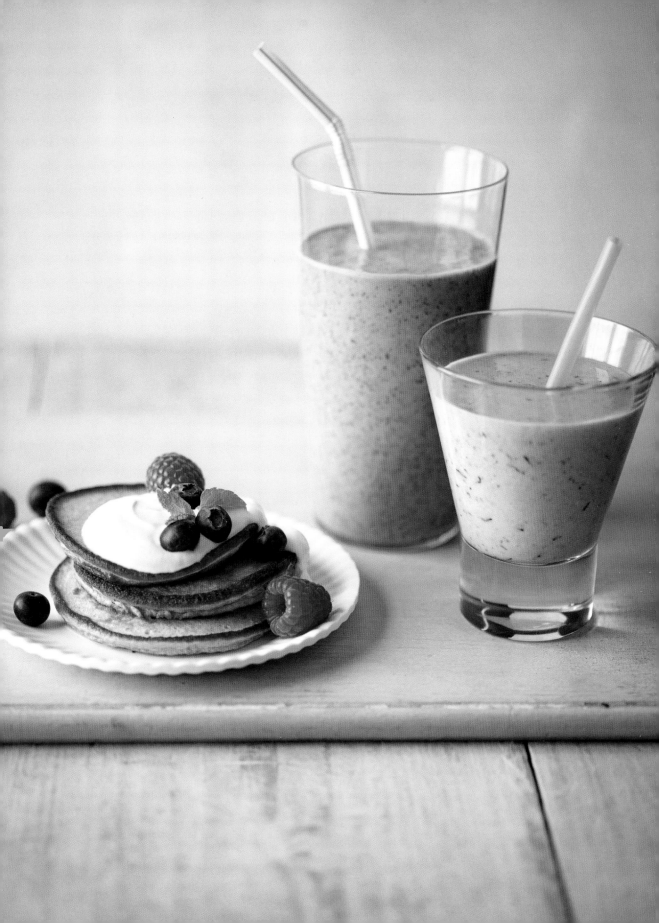

# EL BAGEL RASCACIELOS

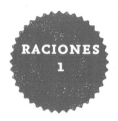

**RACIONES**
**1**

## INGREDIENTES

1 huevo
1 bagel normal
1 cdta. de salsa chipotle
   o salsa barbacoa
1 cda. de yogur griego entero
un buen puñado de rúcula
1 tomate cortado en rodajas
150 g de pavo ahumado
   o de pechuga de pollo
75 g de rosbif ahumado

Larga vida al bagel rascacielos. Por algún motivo, las personas que siguen mi plan se vuelven locas con este bagel para después de una buena sesión de ejercicios. Me parece que cuando se lo comen tienen la sensación de estar haciendo una travesura, pero, como siempre digo, acabas de hacer ejercicio y te has ganado esos carbohidratos, así que no tienes por qué sentirte culpable. Compra carne de buena calidad. Si no te apetece escalfar el huevo, también lo puedes hervir y cortarlo en rodajas.

## PREPARACIÓN

Pon agua a hervir en una cacerola. Casca el huevo dentro del agua con cuidado y baja el fuego para que hierva a fuego lento. Cuece el huevo durante unos 4 minutos para conseguir que quede la yema líquida, luego sácalo con cuidado con una espumadera y escúrrelo sobre papel de cocina.

Corta el bagel por la mitad y tuéstalo durante un par de minutos.

Extiende la salsa de chile chipotle o la salsa barbacoa y el yogur por el bagel, y luego empieza a montarlo: comienza con la rúcula y el tomate, sigue con el pavo o el pollo y el rosbif; a continuación, el huevo escalfado. Corona la torre con la parte superior del bagel ¡y a comer!

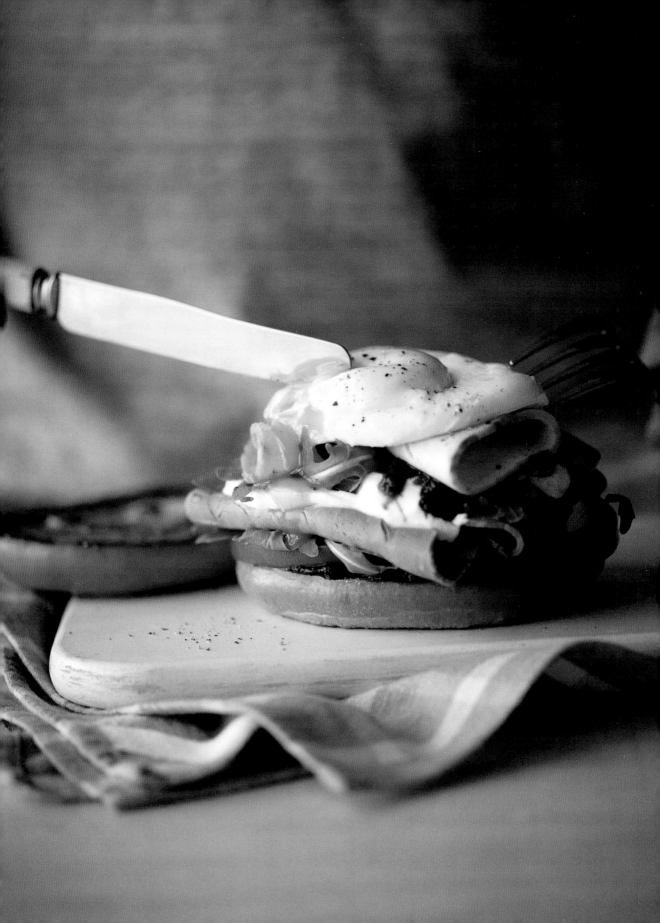

# ESTOFADO DE POLLO Y PATATAS NUEVAS

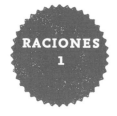

## INGREDIENTES

200 g de patatas nuevas
½ cda. de aceite de coco
  o de oliva
200 g de pechuga de pollo
  sin piel cortada en tiras
  gruesas de 1 cm de grosor
4 cebolletas cortadas en rodajas
75 g de tirabeques
1 huevo
1 cdta. de pimentón ahumado
2 buenos puñados de hojas
  de espinacas baby
una pizca de chile en polvo
  si te gusta picante

¿Esperamos una eternidad a que se hiervan las patatas? No, gracias. Mét2las en el microondas y las tendrás listas en la mitad de tiempo. Esta es una receta de esas que te hacen sentir bien (una verdadera recompensa después del ejercicio). Te aseguro que después de comerte este plato no te quedarás con hambre.

## PREPARACIÓN

Pincha las patatas con un tenedor y métzelas en el microondas a 900 w durante 8 minutos.

Entretanto funde el aceite en una sartén grande a fuego medio alto. Añade el pollo y sofríelo durante 2 minutos removiendo de vez en cuando hasta que se dore. Añade las cebolletas y los tirabeques, y sofríelo todo durante 1 minuto, luego retira la sartén del fuego. Llegados a este punto, deberían faltar 4 minutos para que las patatas estén listas, así que tienes tiempo de hacer una serie rápida de flexiones, ¡venga!

Pon agua a hervir en una cacerola. Casca el huevo en el agua con cuidado y baja el fuego hasta que hierva a fuego lento. Cuece el huevo durante unos 4 minutos para conseguir que la yema quede líquida, luego sácalo con cuidado ayudándote de una espumadera y escúrrelo sobre papel de cocina.

Cuando las patatas estén listas, córtalas por la mitad con mucho cuidado (quizá lo mejor sea que utilices cuchillo y tenedor, porque estarán muy calientes), y corta en cuartos las que sean más grandes. Vuelve a subir el fuego al máximo, añade las patatas y sofríelas, sin removerlas, durante unos 3 o 4 minutos o hasta que empiecen a dorarse. Añádele el pimentón ahumado y las espinacas, luego remueve para mezclar todos los ingredientes hasta que las espinacas reduzcan su tamaño.

Sirve el estofado en un plato, corónalo con el huevo escalfado y, si te apetece, dale un toque final picante con el chile en polvo.

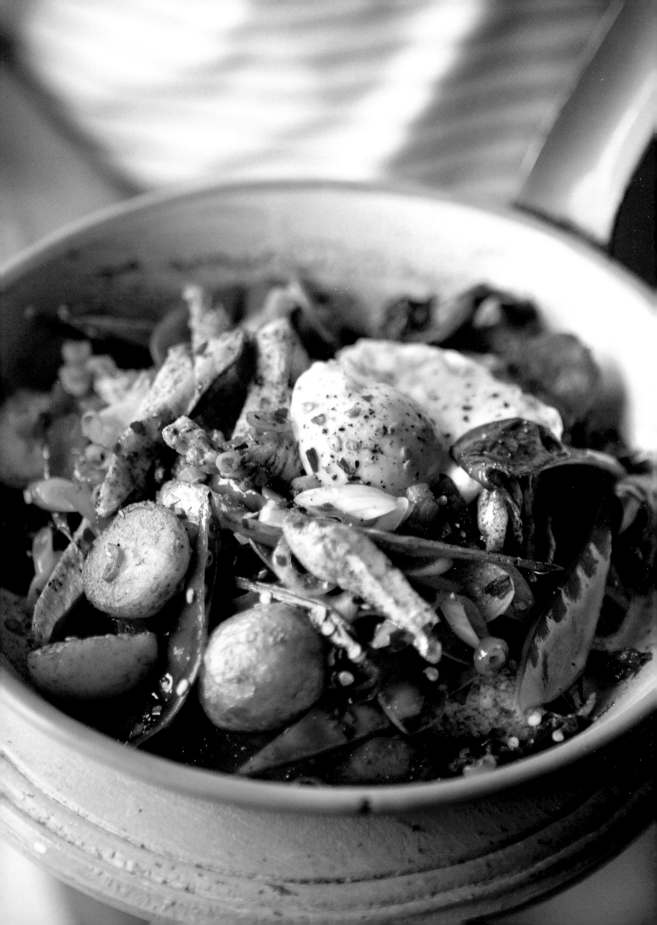

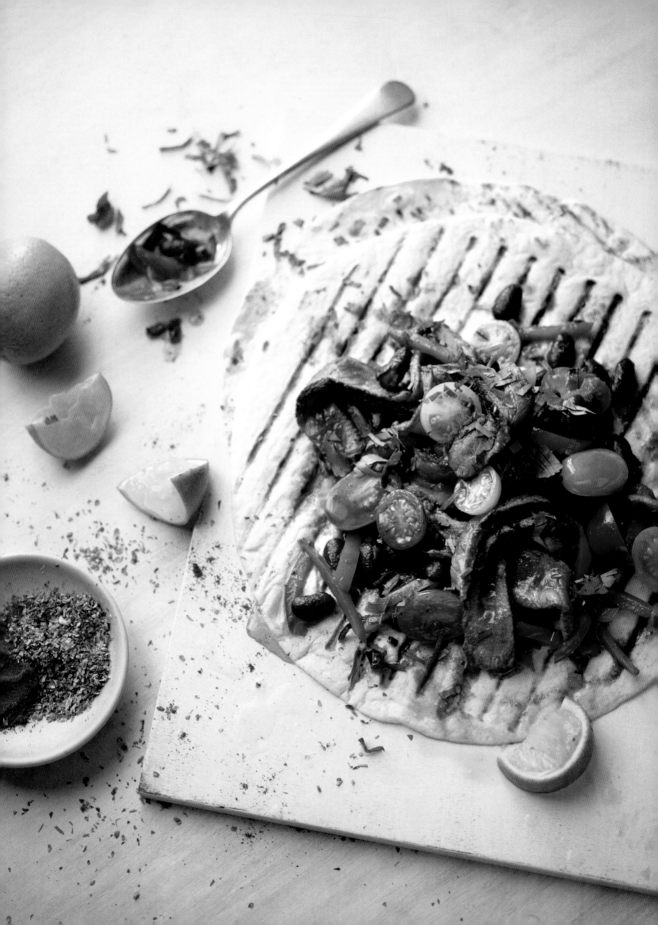

# BURRITO CHICO MALO

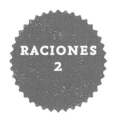

**RACIONES
2**

SE PUEDE PREPARAR
CON ANTELACIÓN

## INGREDIENTES

1 cda. de aceite de coco
   o de oliva
500 g de solomillo, quítale
   la grasa y córtalo
   en tiras gruesas de 1 cm
1 cebolla roja troceada
1 pimiento rojo despepitado
   y cortado en rodajas
1 diente de ajo bien picado
1 cdta. de pimentón
1 cdta. de orégano en polvo
6 tomatitos cherry troceados
sal y pimienta
un bote de 400 g de judías
   limpias y escurridas
2 tortillas mexicanas grandes
un manojo pequeño de cilantro,
   solo las hojas, picadas
un chorrito de zumo de lima

Acabas de hacer ejercicio y te has ganado los carbohidratos. Necesitarás las dos manos para comerte este superburrito, y te garantizo que este capricho te dejará bien lleno y te hará sentir como un héroe. También es rápido y fácil de hacer, y te lo puedes llevar al trabajo. Si te apetece variar un poco, intenta prepararlo con pollo en lugar de ternera, o con pan de pita en lugar de tortillas mexicanas.

## PREPARACIÓN

Calienta el aceite de coco en una sartén grande a fuego alto. Añade el solomillo y sofríelo durante 1 o 2 minutos (dale un par de vueltas a la carne). Incorpora la cebolla, el pimiento rojo y el ajo y sofríe durante 1 o 2 minutos. A continuación agrega el pimentón, el orégano y los tomates, sazona con sal y pimienta y remuévelo todo junto durante 1 minuto. Vierte las judías y cocínalas durante otro minuto hasta que estén bien calientes.

Apila la mitad de la mezcla en el centro de cada tortilla, añádele un poco de cilantro picado y un chorrito de zumo de lima. Enrolla la tortilla y a comer.

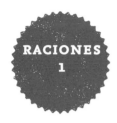

## SE PUEDE PREPARAR CON ANTELACIÓN
(el chili, el boniato no)

### INGREDIENTES

1 boniato

2 cdtas. de aceite de coco
o de oliva

3 cebolletas cortadas
en rodajas finas

250 g de carne de ternera picada
baja en grasas

1 cdta. de comino molido

1 cdta. de pimentón ahumado

1 cdta. de tomate triturado

175 g de judías en bote, limpias
y escurridas

100 ml de caldo de ternera

1 cda. de yogur griego entero

# BONIATOS CON CHILI

Los boniatos son una de mis fuentes de carbohidratos preferidas; cuando la combinas con un chili de ternera rápido, es el no va más. Para que sea un plato Adelgaza en 15, yo utilizo el microondas para hacer el boniato, pero si prefieres hervirlo o hacerlo al horno, adelante.

## PREPARACIÓN

Pincha el boniato unas cuantas veces con un tenedor y mételo en el microondas a 900 w durante 5 minutos. Espera 30 segundos y luego cocínalo durante 3 o 4 minutos más. Déjalo reposar cubierto con papel de aluminio hasta que lo necesites.

Entretanto funde el aceite de coco en una sartén grande a fuego alto. Añade las cebolletas y la carne de ternera y sofríelo durante unos 4 minutos; ve deshaciendo los trozos grandes de carne mientras remueves. Cuando la carne se haya dorado, espolvoréale el comino y el pimentón por encima y cocínalo durante 30 segundos antes de añadir el tomate triturado. Sofríelo durante otros 30 segundos e incorpora las judías y el caldo de ternera. Deja que hierva a fuego lento durante 1 minuto.

Corta el boniato por la mitad y sírvelo con el chili rápido (y un poco de yogur frío).

★ Acompáñalo con una buena ración de tu verdura preferida, como las espinacas, la col rizada, el brócoli, los tirabeques o las judías verdes.

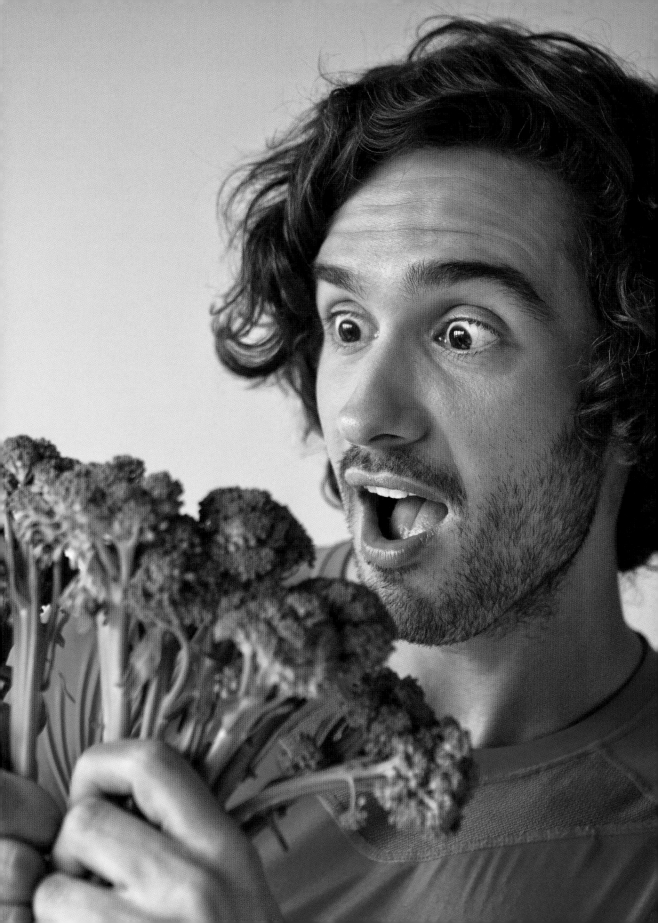

# SOFRITO DE LANGOSTINOS Y FIDEOS

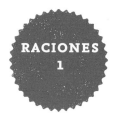

RACIONES
1

## SE PUEDE PREPARAR CON ANTELACIÓN

### INGREDIENTES

½ cda. de aceite de coco
   o de oliva
3 cebolletas cortadas
   en rodajas finas
1 diente de ajo picado
200 g de langostinos
   crudos pelados
50 g de tirabeques cortados
   por la mitad
3 minimazorcas cortadas
   a lo largo
4 arbolitos enanos (tallos tiernos
   de brócoli), corta a lo largo los
   que sean demasiado grandes
200 g de fideos precocinados
2 cdas. de salsa de soja light
1 cda. de salsa de pescado

Esta receta no puede ser más indicada para este libro. Un wok, ninguna complicación y otra oportunidad de comer arbolitos enanos. Es una receta fantástica también para comer, así que puedes preparar el doble de cantidad y llevarte la mitad en un tupper al trabajo al día siguiente.

## PREPARACIÓN

Funde el aceite de coco en un wok o en una sartén a fuego medio-alto. Añade las cebolletas y el ajo y sofríelo todo junto durante 1 minuto. Incorpora los langostinos y sigue removiendo durante otro minuto.

Agrega los tirabeques, las mazorcas y los arbolitos enanos y unas dos cucharadas soperas de agua. Espera a que el agua hierva y salga vapor para que cueza las verduras. Incorpora los fideos y deshazlos con los dedos antes de meterlos en la sartén. Remueve para mezclar la pasta con los demás ingredientes, luego sofríe durante 1 minuto hasta que los fideos estén calientes y suaves.

Retira la sartén del fuego, vierte la salsa de soja y la de pescado, y luego remuévelo todo junto una última vez antes de apilarlo en un plato y empezar a comer.

## ★ CONSEJO

Si prefieres evitar el gluten, cambia la salsa de soja por tamari y utiliza fideos de arroz en lugar de los fideos precocinados normales.

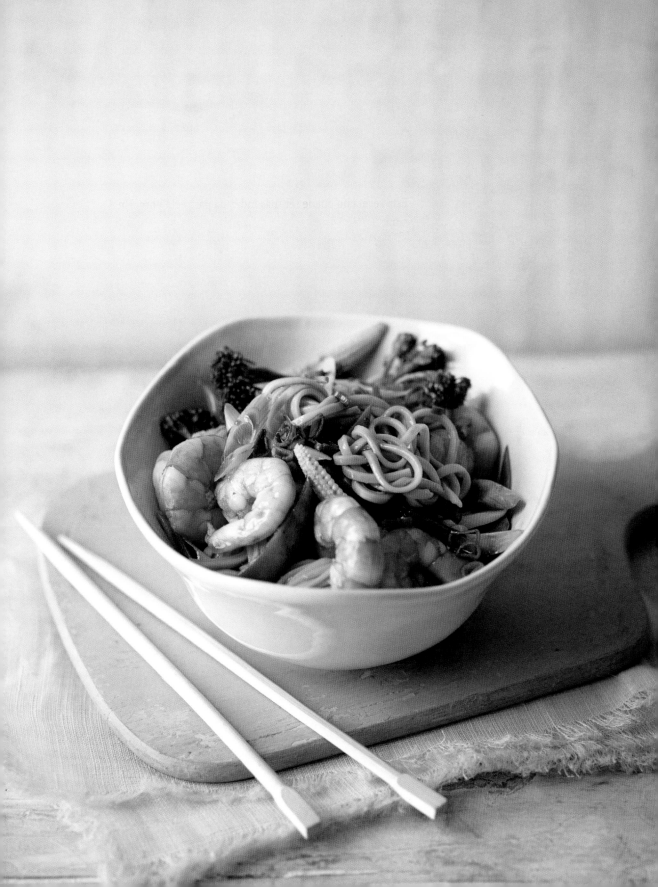

# ARROZ FRITO AL CURRI CON PRISAS

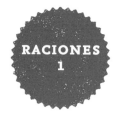

**RACIONES**
**1**

Si te mueres por comerte un curri y estás pensando en pedir esa grasienta comida a domicilio, pisa el freno y prepara esta receta. Te ayudará a mantenerte en forma, está buenísima y la tendrás lista antes de que llegue el repartidor de comida india. También está riquísima con dados de cerdo o de pavo.

## SE PUEDE PREPARAR CON ANTELACIÓN

### INGREDIENTES

1 cda. de aceite de coco
  o de oliva
1 cebolla roja pequeña picada en
  dados
1 diente de ajo picado
2 cm de jengibre picado
250 g de pechuga de pollo sin
  piel cortada en tiras de 1 cm de
  grosor
½ pimiento rojo despepitado
  y cortado en rodajas
1 cda. de polvo de curri
250 g de arroz basmati
  precocinado
un buen puñado de hojas de
  espinacas baby
un chorro de zumo de lima

## PREPARACIÓN

Funde el aceite de coco en un wok o en una sartén grande a fuego medio-alto. Añade la cebolla y sofríe durante 1 minuto, luego incorpora el ajo y el jengibre y rehoga durante 1 minuto. Agrega el pollo, el pimiento rojo y la mitad del curri en polvo y sofríe durante 2 minutos.

Incorpora el arroz y ve deshaciendo los posibles grumos con los dedos a medida que lo dejas caer en la sartén, luego vierte dos cucharadas soperas de agua. Rehoga durante 2 minutos hasta que el arroz esté bien caliente y el pollo hecho. Comprueba el punto de cocción haciendo un corte en uno de los trozos más grandes para asegurarte de que la carne está blanca por dentro y no queda ninguna parte rosa.

Agrega el resto del curri en polvo junto con las espinacas y remueve hasta que estas reduzcan ligeramente su tamaño y el curri en polvo se haya distribuido uniformemente.

Sirve tu delicioso arroz frito al curri y échale un buen chorro de zumo de lima por encima.

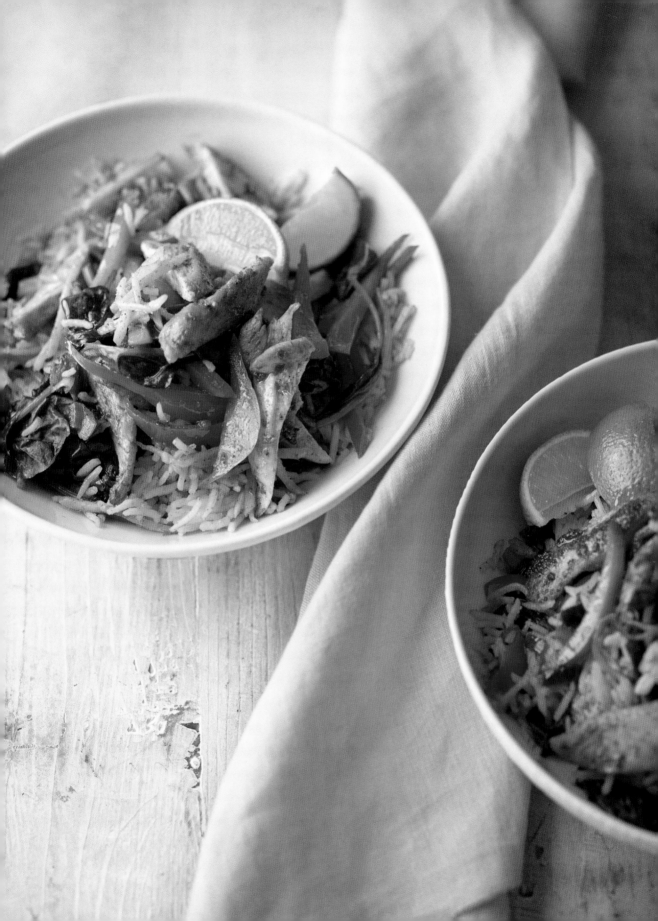

# EL SÁNDWICH CLUB DEL ENTRENADOR PERSONAL

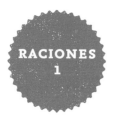

RACIONES
1

¡El sándwich club del entrenador personal es precioso! Yo he querido ser tradicional y lo he preparado con pavo y jamón, pero puedes improvisar. Y si cuatro capas te parecen demasiadas, quítale una y sustitúyela por unas cuantas chips de boniato (*ver abajo*).

## SE PUEDE PREPARAR CON ANTELACIÓN

## INGREDIENTES

2 huevos
sal y pimienta
4 lonchas gruesas de pan
1 tomate grande cortado
    en rodajas
½ lechuga iceberg, solo las hojas
300 g de distintos tipos de carnes
    ahumadas (mis preferidas son
    el pavo y el jamón)
1 pepinillo en vinagre grande
    para servir (opcional)

## PREPARACIÓN

Pon agua a hervir en una cacerola y mete los huevos con cuidado; déjalos cocer durante 6 minutos. Escúrrelos y enfríalos debajo del agua para poder pelarlos. Coloca los huevos en un cuenco pequeño, sazónalos generosamente con sal y pimienta, y aplástalos con el tenedor.

Tuesta el pan. Una vez tostado ya puedes construir el sándwich: ponte delante las cuatro rebanadas tostadas, extiende el huevo chafado por cada una, luego divide el tomate, la lechuga y la carne a partes iguales entre las tres rebanadas. Apila las tres rebanadas y dale la vuelta a la última para crear una tapa.

Córtalo en triángulos y cómetelo con un pepinillo.

## ★ CONSEJO

Para hacer las chips de boniato, corta un boniato grande a lo largo en tiras. Cocínalas en el microondas durante 4 minutos a 900 w, luego déjalas reposar 1 minuto. Calienta una cucharada sopera de aceite de coco y sofríe las chips horneadas en el aceite hasta que se doren y queden crujientes. Colócalas sobre unas cuantas hojas de papel de cocina para que suelten el exceso de aceite y sazónalas con un poco de sal.

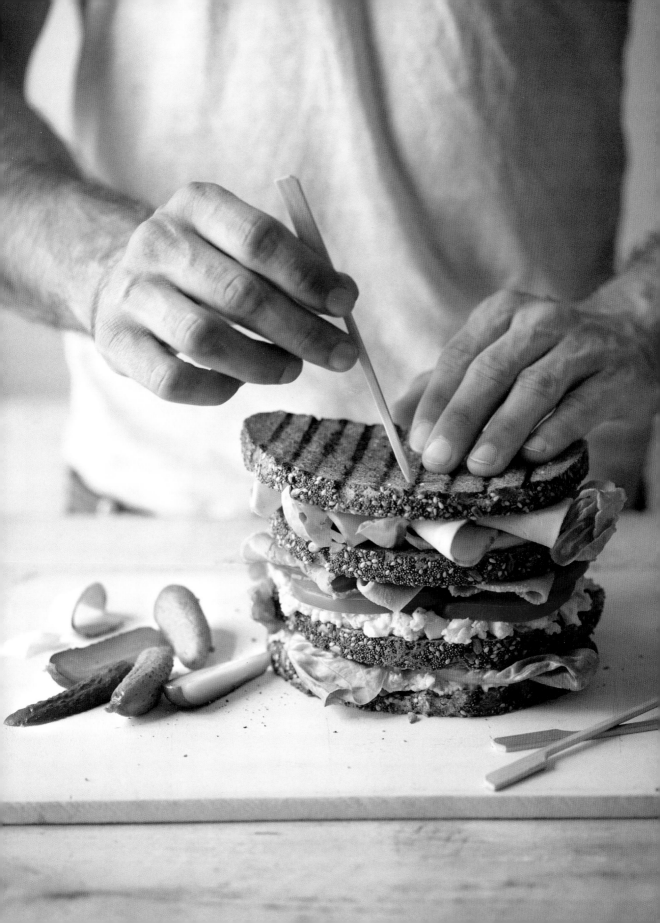

# SOFRITO DE TERNERA A LA TAILANDESA

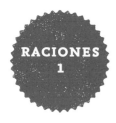

**RACIONES 1**

SE PUEDE PREPARAR
CON ANTELACIÓN

## INGREDIENTES

½ cucharada de aceite de coco
o de oliva

2 anises estrellados

1 chile bien picado, quítale las
semillas si no quieres que
pique mucho

2 dientes de ajo bien picados

3 cebolletas cortadas en rodajas
finas

1 tallo de *lemongrass*, solo la parte
blanca más tierna, cortado en
rodajas finas

250 g de solomillo, quítale la
grasa y córtalo en tiras de 1 cm
de grosor

240 g de fideos de huevo frescos

2 cdtas. de salsa de pescado

un manojo pequeño de cilantro,
solo las hojas, picadas

el zumo de una lima

Esta receta es una explosión de sabores que se convertirá en uno de tus platos preferidos. Me atrevería a predecir que, en cuanto lo pruebes, lo incluirás en tu dieta una vez por semana. Y si te aburres de la pasta de huevo, puedes probar cualquiera de las variedades de fideos precocinados que hay, o utilizar fideos de arroz para conseguir un plato sin gluten.

## PREPARACIÓN

Funde el aceite de coco en un wok o en una sartén grande a fuego alto. Añade el anís estrellado y deja que infusione en el aceite durante 30 segundos, luego retíralo. Añade el chile, el ajo, las cebolletas y el *lemongrass*, y rehoga durante 1 minuto.

Incorpora el solomillo y sofríe durante 1 o 2 minutos más hasta que la ternera esté casi hecha.

Agrega los fideos con un par de cucharadas soperas de agua (el agua creará un vapor que ayudará a separar y cocinar los fideos). Remuévelo todo hasta que estés seguro de que la ternera está hecha y los fideos están calientes.

Retira la sartén del fuego, añade la salsa de pescado, el cilantro y el zumo de lima y ya puedes servir.

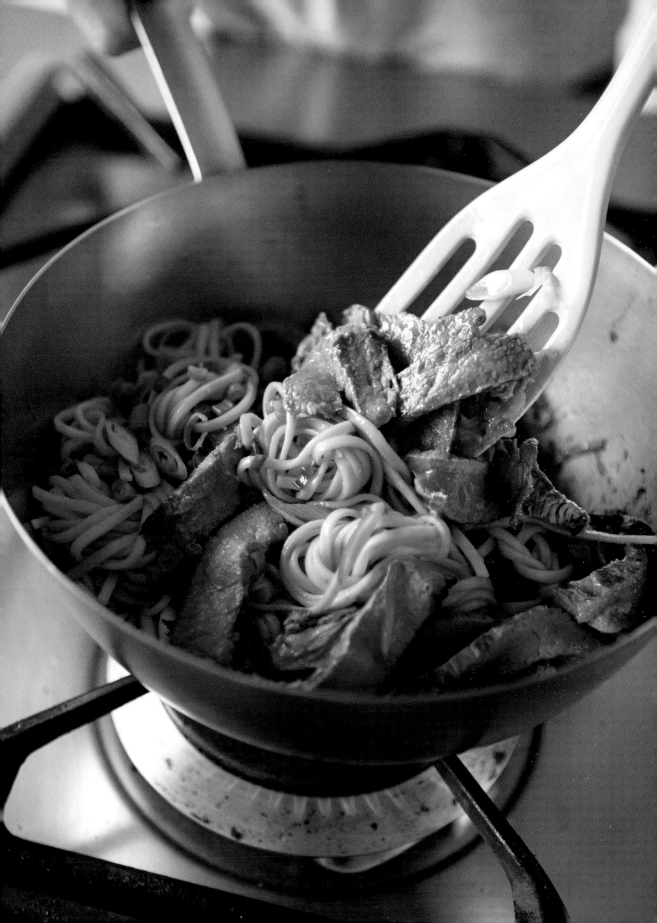

# BAHN MI (SÁNDWICH DE CERDO VIETNAMITA)

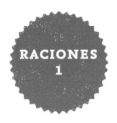

**RACIONES 1**

## SE PUEDE PREPARAR CON ANTELACIÓN

### INGREDIENTES

½ cda. de aceite de coco
  o de oliva

½ cebolla roja cortada
  en rodajas finas

300 g de solomillo de cerdo
  cortado en tiras de 1 cm
  de grosor

1 chile rojo cortado en rodajas,
  quítale las semillas si no te
  gusta que pique

3 cdtas. de salsa de pescado

el zumo de 2 limas

2 cdtas. de miel

2 cdtas. de aceite de sésamo

½ *baguette* grande

1 cda. de salsa chipotle

1 cogollo de lechuga deshojado

¼ de pepino cortado en bastones
  finos

hojas de menta y de cilantro
  para decorar

Esta especialidad vietnamita se prepara con solomillo de cerdo, que es una estupenda fuente de proteínas bajas en grasas y económica.

## PREPARACIÓN

Funde el aceite de coco en un wok o en una sartén a fuego medio-alto. Añade la cebolla y sofríe durante 2 minutos o hasta que empiece a ablandarse. Sube el fuego al máximo, agrega el cerdo y el chile, y rehoga durante 2 o 3 minutos, ese tiempo debería bastar para que el cerdo se hiciera del todo. Comprueba el punto de cocción haciendo un corte en uno de los trozos de carne más grandes para asegurarte de que la carne está blanca por dentro y que no queda ninguna parte rosa. Retira la sartén del fuego y vierte la salsa de pescado, el zumo de lima, la miel y el aceite de sésamo. Remuévelo todo junto hasta que todos los ingredientes estén bien mezclados.

Corta la *baguette* a lo largo y extiende la salsa chipotle sobre el pan. Construye el sándwich colocando las hojas de lechuga en la base, seguidas del cerdo, el pepino y las hierbas frescas. Tápalo con la otra mitad de la *baguette* y devóralo.

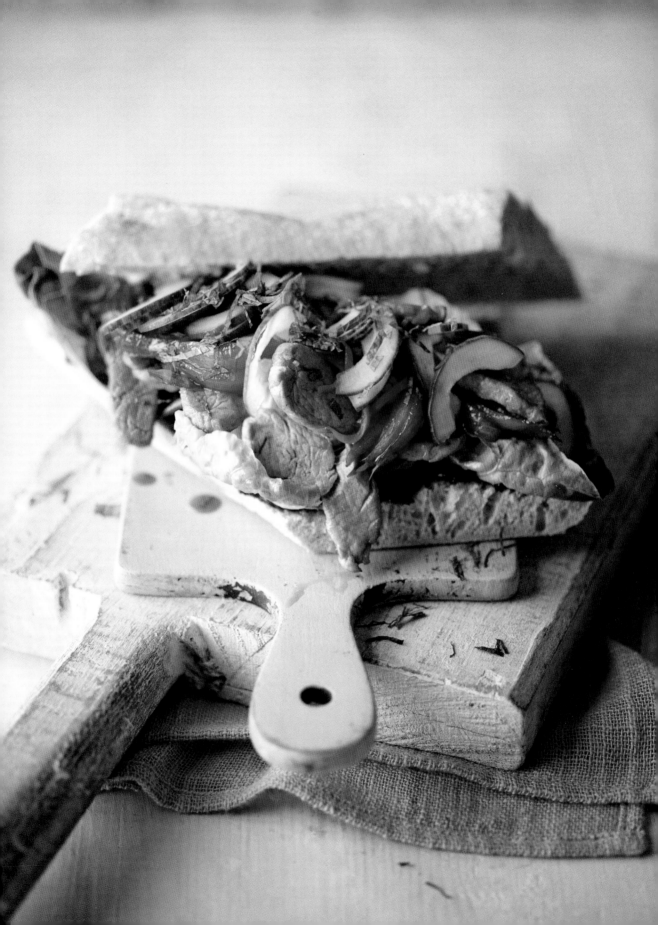

# SAG ALOO CON POLLO

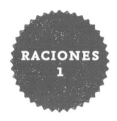

Las patatas no tienen por qué ser insípidas y aburridas. Este plato de inspiración india está buenísimo y es mucho más sano que cualquier otro que puedas pedir a domicilio llamando al restaurante indio de tu barrio.

## SE PUEDE PREPARAR CON ANTELACIÓN

### INGREDIENTES

250 g de patatas nuevas
½ cda. de aceite de coco
    o de oliva
4 cebolletas bien picadas
2 cm de jengibre bien picado
1 cda. de garam masala
240 g de pechuga de pollo sin
    piel cortada en tiras gruesas
    de 1 cm
sal y pimienta
2 buenos puñados de hojas
    de espinacas baby
½ manojo de cilantro,
    solo las hojas, picadas
un chorro de zumo de limón

## PREPARACIÓN

Pincha las patatas con un tenedor. Mételas en el microondas en un cuenco apto para cocinar en microondas durante 2 minutos y medio a 900 w, luego espera 30 segundos y vuelve a meterlas en el microondas durante otros 3 minutos. Deja reposar las patatas durante otros 30 segundos antes de cortarlas por la mitad.

Funde el aceite de coco en un wok o en una sartén grande a fuego medio-alto. Añade las cebolletas, el ajo y el jengibre y sofríelo todo junto durante 1 minuto sin dejar de remover. Incorpora las patatas y mézclalo bien. Espolvorea el garam masala y rehoga durante 30 segundos sin dejar de remover, no dejes que se pegue. Incorpora el pollo rápidamente y échale dos cucharadas soperas de agua para ayudar a que el pollo se haga y evitar que las especias se quemen. Sazona generosamente con sal y pimienta, y sofríe durante 3 o 4 minutos, el pollo debería quedar bien hecho. Comprueba el punto de cocción haciendo un corte en uno de los trozos más grandes para asegurarte de que la carne está blanca por dentro y que no queda ninguna parte rosa.

Agrega las espinacas y remueve hasta que se pochen, ¡es imposible utilizar demasiadas espinacas en esta receta! Retira la sartén del fuego, espolvoréale el cilantro y acaba con un chorro de zumo de limón.

# PITAS DE PAVO Y GARBANZOS

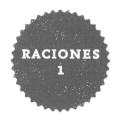

RACIONES
1

Los sabores de este plato me recuerdan al falafel. Si no tienes garbanzos, intenta prepararlo con judías o habas. Y, si quieres, ¡puedes olvidarte del pan de pita y envolver todos los ingredientes en una tortilla mexicana!

## PREPARACIÓN

Pon agua a hervir en una cacerola, añade los garbanzos y deja que hiervan a fuego lento durante 5 minutos. Escúrrelos en un colador o en un escurridor y acláralos en agua fría.

Entretanto calienta el aceite de coco en una sartén grande a fuego alto. Añade la cebolla y el ajo y sofríelo todo durante 1 minuto, luego incorpora la carne picada de pavo y rehoga durante 2 minutos deshaciendo los trozos grandes que te vayas encontrando. Espolvorea el comino y el pimentón, y sofríe durante 30 segundos, el pavo ya debería estar bien hecho. Sazónalo generosamente con sal y pimienta, y a continuación incorpora el chile y los garbanzos; utiliza la parte posterior de la cuchara para chafar algunos garbanzos.

Cuando creas que el pavo está bien hecho y los garbanzos están bien calientes, retira la sartén del fuego, agrégale el cilantro picado y ponle un buen chorro de zumo de limón. Métalo en los panes de pita y a comer.

SE PUEDE PREPARAR CON ANTELACIÓN

## INGREDIENTES

200 g de garbanzos limpios y escurridos

½ cda. de aceite de coco o de oliva

½ cebolla roja cortada en dados

1 diente de ajo picado

250 g de carne de pavo picada

2 cdtas. de comino molido

1 cdta. de pimentón ahumado

sal y pimienta

1 zanahoria rallada

1 chile rojo bien picado, quítale las semillas si no quieres que pique mucho

½ manojo de cilantro, solo las hojas, picadas

un chorro de zumo de limón

2 panes de pita para servir

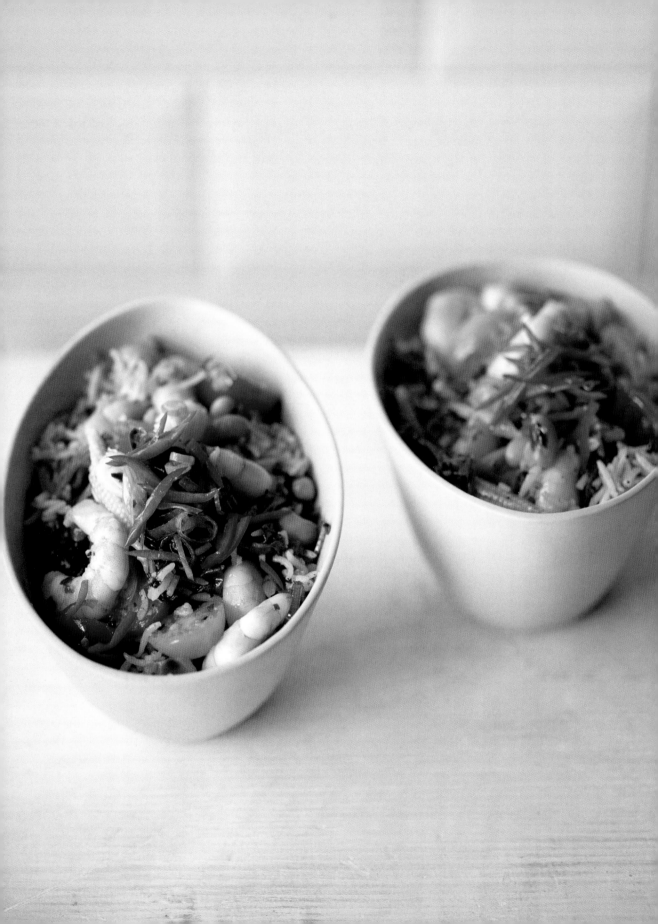

# ARROZ PIRI PIRI CON GUISANTES Y LANGOSTINOS AL AJILLO

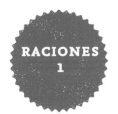

**RACIONES 1**

A mí me encanta el piri piri. Es uno de mis aliños preferidos y está buenísimo con muchas cosas. Las alubias carillas de la receta le proporcionan una fuente extra de proteínas. Este plato es perfecto para preparar el doble de cantidad, así tendrás también la comida o la cena para el día siguiente.

## PREPARACIÓN

Calienta la mitad del aceite de coco en un wok o en una sartén grande a fuego alto. Añade las cebolletas, el chile, las mazorcas y el tomate, y rehógalo todo junto durante 1 minuto. Agrega la salsa piri piri y sofríe 30 segundos, luego incorpora las alubias carillas y dos cucharadas soperas de agua. Añade el arroz y desmenúzalo con los dedos a medida que lo vas echando, luego sofríe durante 2 minutos deshaciendo los grumos con la cuchara. Agrega las espinacas y dale un par de vueltas al conjunto hasta que las hojas reduzcan su tamaño. Sirve el arroz y las verduras en un plato y limpia el recipiente.

Vuelve a poner el wok o la sartén a fuego alto y añade el resto del aceite de coco. Cuando se haya fundido y esté bien caliente, agrega el ajo y los langostinos y cocínalos durante 1 minuto removiendo de vez en cuando hasta que estén sonrosados y bien hechos por dentro.

Coloca los langostinos al ajillo encima del arroz piri piri, añádele un chorro de zumo de limón y a comer.

## SE PUEDE PREPARAR CON ANTELACIÓN

### INGREDIENTES

1 cda. de aceite de coco
   o de oliva
2 cebolletas troceadas
1 chile rojo troceado, quítale
   las semillas si no quieres
   que pique mucho
6 minimazorcas cortadas
   a lo largo
4 tomatitos cherry cortados
   por la mitad
2 cdas. de salsa piri piri
100 g de alubias carillas enlatadas,
   limpias y escurridas
150 g de arroz precocinado
un buen puñado de hojas
   de espinacas baby
1 diente grande de ajo troceado
12 langostinos crudos
   (unos 200 g) pelados
un chorro de zumo de limón

# FIDEOS SINGAPUR

Cuando acabas de hacer ejercicio, estás hambriento y quieres comida, y la quieres rápido. Este es el plato ideal para tales ocasiones. Quizá te parezca que la mezcla es un poco peculiar, pero el pollo, el curri en polvo y los langostinos son una combinación ganadora. Si no te gusta la mezcla, puedes decidirte por uno de los dos ingredientes y utilizar, o bien el pollo, o bien los langostinos, en cuyo caso necesitarás 250 g de pollo o 200 g de langostinos.

## PREPARACIÓN

Calienta el aceite en un wok o una sartén grande a fuego alto. Añade el pollo y sofríe durante 1 minuto removiendo un par de veces. Cuando el pollo deje de estar rosado, espolvorea la mitad del curri en polvo y remueve para cubrir las tiras de pollo.

Incorpora los langostinos y remueve todos los ingredientes. Añade las cebolletas, el chile, el ajo, los tirabeques y las mazorcas, y rehoga durante 2 minutos o hasta que los langostinos estén rosados y el pollo esté bien hecho. Comprueba el punto de cocción del pollo haciendo un corte en uno de los trozos más grandes para comprobar que la carne esté blanca por dentro y no quede ninguna parte rosa.

Agrega los fideos y dos cucharadas de agua. Eso ayudará a desleír cualquier ingrediente que se pueda haber quedado pegado al wok o a la sartén, y a separar los fideos.

Espolvorea el resto del curri en polvo y sazona generosamente con sal y pimienta. Remuévelo todo junto y después sirve los fideos en un plato, añádele un chorrito de zumo de lima y decóralo con el cilantro picado.

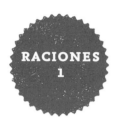

**RACIONES 1**

## SE PUEDE PREPARAR CON ANTELACIÓN

## INGREDIENTES

1 cda. de aceite de coco o de oliva

150 g de pechuga de pollo sin piel cortada en tiras gruesas de 1 cm

1 cda. de curri suave en polvo

8 langostinos pelados

2 cebolletas picadas

1 chile rojo picado, quítale las semillas si no quieres que pique mucho

1 diente de ajo picado

50 g de tirabeques cortados por la mitad

6 mazorcas en miniatura cortadas a lo largo

200 g de fideos de huevo frescos

sal y pimienta

el zumo de 1 lima

¼ de manojo de cilantro, solo las hojas, picadas

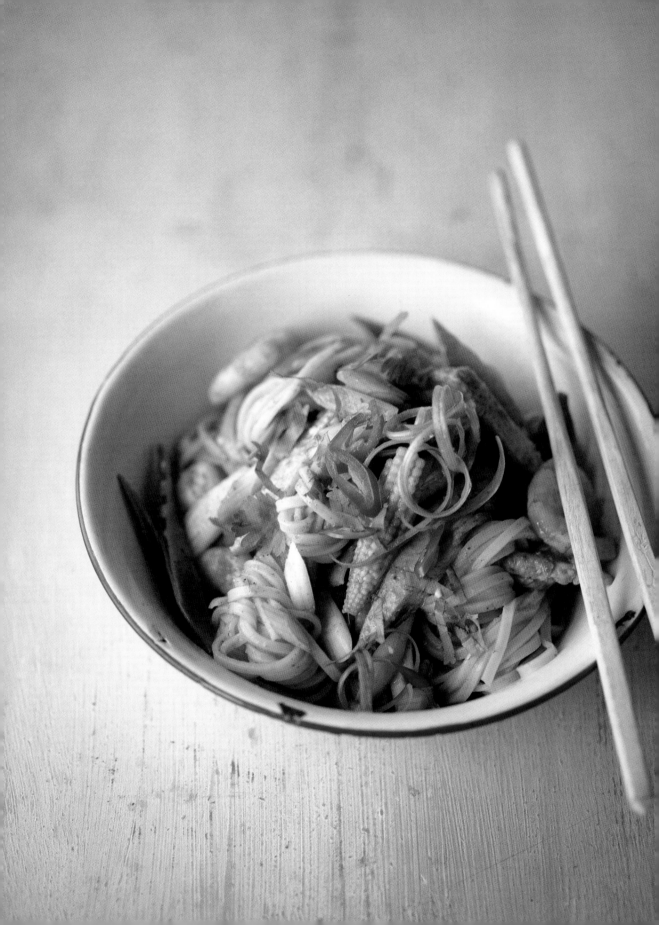

# LA HAMBURGUESA CON PATATAS DE BONIATO CON *HASHTAG* #BURGERME

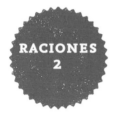

**RACIONES 2**

## INGREDIENTES

2 boniatos grandes cortados en forma de patatas fritas
600 g de carne picada de ternera baja en grasas
1 cebolla roja pequeña bien picada
1 diente de ajo bien picado
sal y pimienta
1 cda. de aceite de coco o de oliva
2 cdtas. de salsa chipotle
2 cdas. de crema fresca
2 panecillos para hamburguesa
1 tomate cortado en rodajas
2 pepinillos cortados en rodajas
lechuga para servir

Lo siento, pero me niego a publicar un libro de recetas sin incluir, por lo menos, un par de recetas de hamburguesas sanas. Las hamburguesas me hacen feliz y te prometo que esta no te decepcionará. Apila bien todos los ingredientes, ¡y listos!

## PREPARACIÓN

Precalienta el grill al máximo.

Mete las patatas de boniato en el microondas durante 7 minutos a 900w y déjalas reposar durante 30 segundos.

Mientras el boniato está dando vueltas en el microondas, mezcla la ternera con la cebolla y el ajo (ensúciate las manos y mezcla bien todos los ingredientes con una buena pizca de sal y pimienta). Haz dos hamburguesas grandes de unos 2 cm de grosor. Colócalas en la plancha o en la bandeja del horno y deslízalas debajo del grill para que se horneen 5 minutos por cada lado.

Calienta el aceite de coco en una sartén grande a fuego alto. Añade las patatas de boniato y sofríelas durante unos 3 minutos por cada lado o hasta que estén bien doradas. Déjalas escurrir sobre unas cuantas hojas de papel de cocina y sazónalas con una buena pizca de sal.

En un cuenco pequeño mezcla la salsa chipotle con la crema fresca.

Corta los panecillos por la mitad y comienza a montar las hamburguesas: empieza con la carne, continúa con el tomate, los pepinillos, la lechuga y la salsa chipotle mezclada con la nata; luego colócale la otra mitad del panecillo encima. Sírvelas acompañadas del boniato frito y grita el *hashtag* #BurgerMe justo antes de comértela.

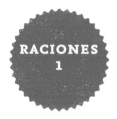

**RACIONES**
**1**

## SE PUEDE PREPARAR CON ANTELACIÓN

## SE PUEDE CONGELAR

## INGREDIENTES

½ cda. de aceite de coco
o de oliva

1 cebolla roja pequeña cortada
en dados

1 calabacín cortado en dados

1 chile rojo cortado en rodajas
(opcional)

1 cda. de salsa de curri
(a mí me gusta la de *rogan josh*
o la *bhuna* de Patak's)

200 g de tomates troceados
en lata

200 g de langostinos pelados

100 g de lentejas pardinas
precocinadas

200 g de arroz basmati
precocinado

½ puñado de cilantro, solo las
hojas, picadas

# CURRI DE LANGOSTINOS, CALABACÍN Y LENTEJAS

Normalmente todos pensamos que se tarda una eternidad en preparar un curri, ¡pero algunos se hacen en un abrir y cerrar de ojos! Si quieres lo puedes hacer con pollo en lugar de utilizar langostinos; incluso podrías prepararlo con un poco de merluza. Y si tienes ganas de hacer mezclas, las berenjenas quedan igual de bien que los calabacines, aunque tardarás un poco más en hacerlo. Tampoco debes tener miedo de utilizar salsas de curri precocinadas, ¡son auténticas salvavidas!

## PREPARACIÓN

Funde el aceite de coco en un wok o en una sartén grande a fuego medio-alto. Añade la cebolla y el calabacín (y el chile, si lo vas a utilizar), y sofríelo todo junto hasta que los ingredientes empiecen a ablandarse.

Agrega la salsa de curri y rehoga durante 30 segundos antes de incorporar los tomates picados. Lleva a ebullición y luego incorpora los langostinos y las lentejas. Deja que el curri hierva a fuego lento durante 1 minuto o hasta que las lentejas estén bien calientes y los langostinos estén hechos (sabrás que están listos cuando la piel adopte un tono rosa intenso).

Entretanto calienta el arroz en el microondas siguiendo las instrucciones del fabricante.

Decora el curri con un poco de cilantro y sírvelo con el arroz.

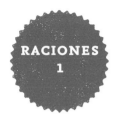

## SE PUEDE PREPARAR CON ANTELACIÓN

### INGREDIENTES

½ cda. de aceite de coco o de oliva

240 g de pechuga de pato sin piel y cortada en tiras de 1 cm de grosor

½ cdta. de polvo de cinco especias

3 cebolletas cortadas en rodajas finas

1 diente de ajo cortado en rodajas finas

100 g de arbolitos enanos (tallos de brócoli tierno), corta a lo largo los que sean demasiado grandes

250 g de fideos de huevo frescos

2 cdas. de salsa hoisin

¼ de pepino cortado en bastoncitos pequeños

# FIDEOS CON PATO

Es bueno cambiar de ave de vez en cuando. Esta receta de fideos con pato es rápida y fácil, y es una buena alternativa a los platos clásicos con pollo y pavo. El polvo de cinco especias y la salsa hoisin crean una explosión de sabores increíble.

## PREPARACIÓN

Funde el aceite de coco en un wok o en una sartén grande a fuego medio-alto. Añade el pato y deja que se haga durante un par de minutos. Cuando el pato esté casi marrón, sube el fuego y añade el polvo de cinco especias, las cebolletas, el ajo y los arbolitos enanos junto con dos cucharadas soperas de agua (así crearás vapor que ayudará a que todo se cocine mejor). Sofríe la mezcla durante unos 3 minutos, luego añade los fideos y remueve hasta que la pasta esté bien caliente.

Retira la sartén del fuego y viértele la salsa hoisin. Mézclalo todo junto hasta conformar una masa deliciosa, sírvelo en un plato y corónalo con el pepino.

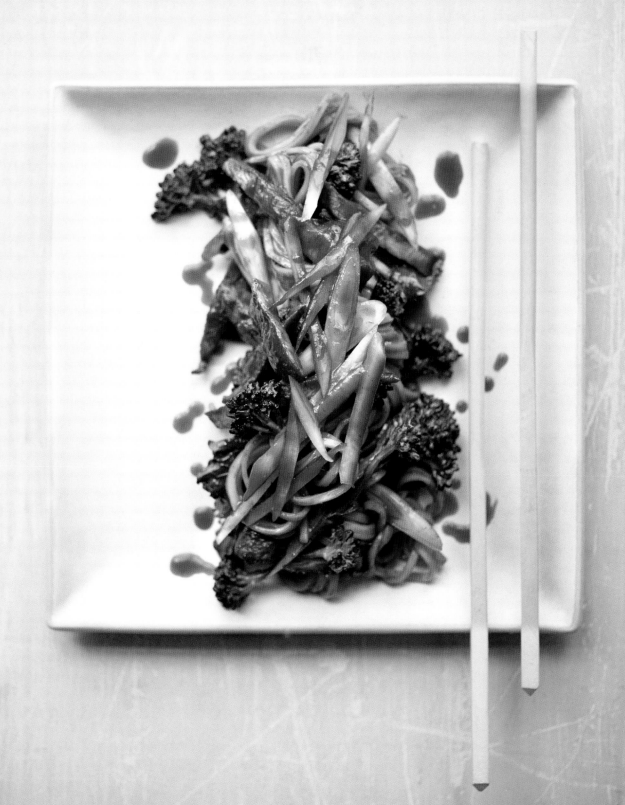

# LA HAMBURGUESA DE JOE McLEANIE

¿Otra receta de hamburguesa? Culpable. Bueno, ya había advertido de que me encantan las hamburguesas. Y recuerda que el pavo no es solo para Navidad; combinado con todos estos sabrosos ingredientes, es imposible que quedes decepcionado después de probar está hamburguesa de superhéroe.

## PREPARACIÓN

Precalienta el grill al máximo.

Mezcla en un cuenco el pavo, la salsa de pescado, el cilantro, el aceite de sésamo y las cebolletas. Sazónalo todo generosamente con sal y pimienta, luego ensúciate las manos y mezcla bien todos los ingredientes. Cuanto más trabajes la carne, más consistencia tendrán las hamburguesas cuando las cocines. Haz dos hamburguesas iguales.

Colócalas en la plancha o en una bandeja de horno y hornéalas durante 5 minutos por cada lado o hasta que estén bien hechas. Comprueba el punto de cocción haciendo un corte en una de las hamburguesas para asegurarte de que está blanca por dentro y no queda ninguna parte rosa.

Entretanto corta los panecillos por la mitad. Mezcla el yogur con la salsa chipotle y extiéndelo sobre ellos.

Cuando la carne esté hecha, retírala del fuego y monta la hamburguesa de tus sueños coronándola con el tomate y la lechuga: cuanto más grande, mejor.

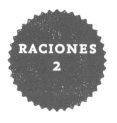

**RACIONES 2**

## INGREDIENTES

400 g de carne de pavo picada
3 cdtas. de salsa de pescado
½ manojo de cilantro, solo las hojas, picadas
2 cdtas. de aceite de sésamo
4 cebolletas cortadas en rodajas finas
sal y pimienta
2 panecillos de hamburguesa
2 cdas. de yogur griego entero
3 cdtas. de salsa chipotle
tomate en rodajas y hojas de lechuga para servir

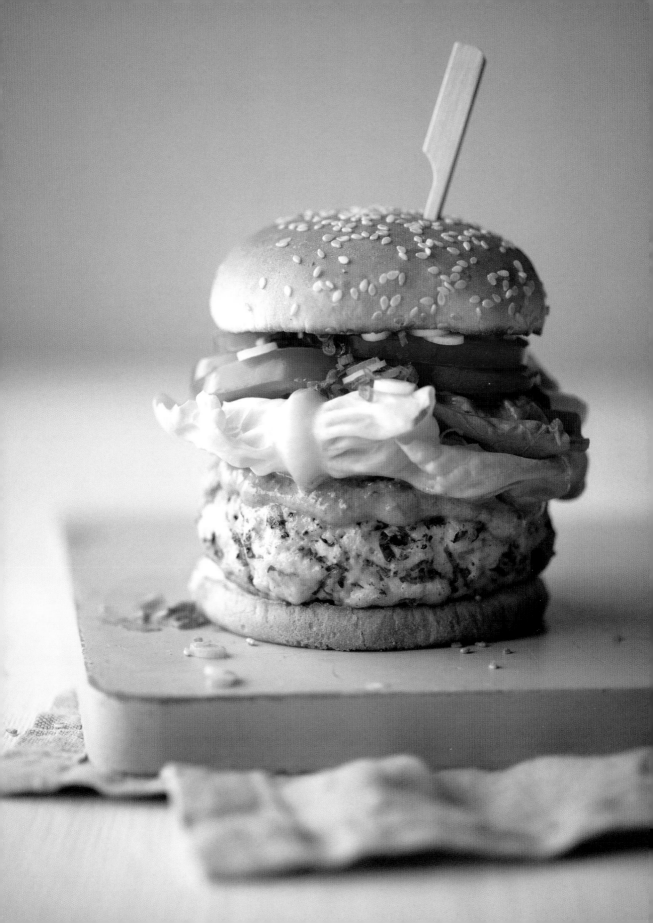

# ARROZ FRITO CON POLLO

¿Alguna vez te sientes perezoso y quieres hacer lo mínimo posible en la cocina? A mí me pasa, y si eres de los míos, este wok sencillo te irá como anillo al dedo. Siempre es bueno tener arroz precocinado en casa para poder preparar un plato rápido y, en este caso, ni siquiera tendrás que calentarlo en el microondas. Este arroz frito combina con casi todas las verduras, por lo que es una buena forma de utilizar las sobras. También es perfecto para comer al día siguiente, así que podrás preparar el doble de cantidad.

## PREPARACIÓN

Funde el aceite de coco en un wok o en una sartén grande a fuego alto. Añade el ajo y el jengibre y sofríelo durante 30 segundos.

Agrega el pollo y rehoga durante 2 minutos, el pollo debería dorarse un poco por fuera. Incorpora las cebolletas, la zanahoria, los guisantes y las mazorcas, y sofríelo todo junto durante 2 o 3 minutos hasta que los vegetales y el pollo estén bien hechos. Comprueba el punto de cocción haciendo un corte en uno de los trozos de pollo más grandes para asegurarte de que la carne está blanca por dentro y no queda ninguna parte rosa.

Vierte el arroz directamente del paquete junto con una cucharada sopera de agua y sigue rehogando durante 1 minuto o hasta que el arroz esté bien caliente.

Retira el wok o la sartén del fuego y vierte la salsa de soja y el aceite de sésamo por encima. Corónalo con un poco de chile rojo para darle más sabor.

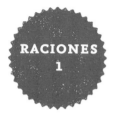

**RACIONES 1**

## SE PUEDE PREPARAR CON ANTELACIÓN

## INGREDIENTES

1 cda. de aceite de coco o de oliva

1 diente de ajo bien picado

1 cm de jengibre bien picado

240 g de pechuga de pollo sin piel cortada en tiras de 1 cm de grosor

2 cebolletas picadas

1 zanahoria cortada en rodajas de 1 cm de grosor

40 g de guisantes congelados

50 g de minimazorcas troceadas

250 g de arroz basmati precocinado

1 cda. de salsa de soja light

2 cdtas. de aceite de sésamo

½ chile rojo bien picado (opcional)

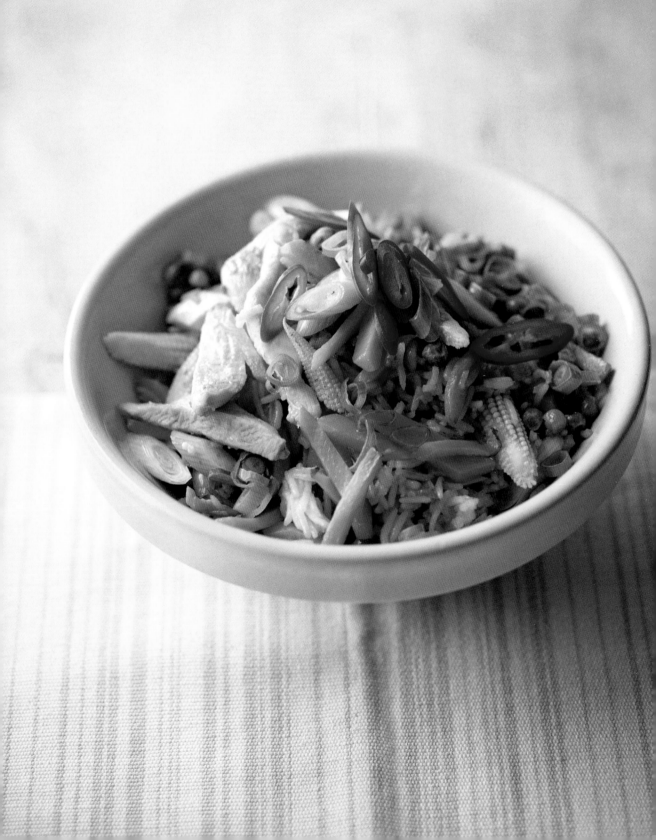

# MIS ALBÓNDIGAS JUGOSAS CON PASTA

**RACIONES 2**

## SE PUEDE PREPARAR CON ANTELACIÓN

## SE PUEDE CONGELAR
(solo las albóndigas, la pasta no)

### INGREDIENTES

1 cda. de aceite de coco o de oliva

1 cebolla roja pequeña cortada en dados

2 dientes de ajo bien picados

2 ramitas de tomillo fresco

1 lata de 400 g de tomate triturado

12 albóndigas de pavo (unos 400 g. Si prefieres hacerlas tú, encontrarás la receta en la página 93)

2 buenos puñados de hojas de espinacas baby

sal y pimienta

400 g de *tagliatelle* frescos

½ manojo de albahaca fresca, solo las hojas, picadas

Sí, exacto, ¡pasta! No te asustes, lo cierto es que puedes comer pasta y quemar grasas igualmente. Esta montaña de comida te hará sentir como un campeón cuando dejes el plato limpio. La pasta fresca necesita menos tiempo de cocción, pero no es esencial. Y si no encuentras albóndigas de pavo, también puedes preparar la receta con albóndigas de cerdo o de ternera.

### PREPARACIÓN

Empieza poniendo a hervir una cacerola con agua para cocinar la pasta.

En una sartén grande o en otra cacerola grande, calienta el aceite de coco a fuego medio-alto. Añade la cebolla, el ajo y el tomillo, y no dejes de remover durante dos minutos o hasta que la cebolla y el ajo empiecen a ablandarse. Agrega los tomates y lleva a ebullición. Mete las albóndigas en la salsa con mucho cuidado, baja el fuego hasta que el conjunto hierva con suavidad y cubre la sartén con una tapadera. Si no tienes una tapadera lo bastante grande, puedes utilizar un plato grande o una bandeja. Deja que las albóndigas hiervan a fuego lento durante 6 minutos o hasta que estén bien hechas. Comprueba el punto de cocción haciendo un corte en uno de los trozos más grandes para asegurarte de que la carne está blanca por dentro y que no queda ninguna parte rosa. Añádele las espinacas a la salsa y remueve hasta que reduzcan su tamaño. Sazona con sal y pimienta, y luego retira la sartén del fuego.

Mete los *tagliatelle* en el agua hirviendo y cocínalos durante 2 minutos. Escurre la pasta y vuelve a meterla en la olla. Agrégale la mitad de las albóndigas con salsa y mézclalo todo con la pasta. Divide la sabrosa pasta en dos platos, ponle por encima el resto de la salsa y decora el plato con la albahaca.

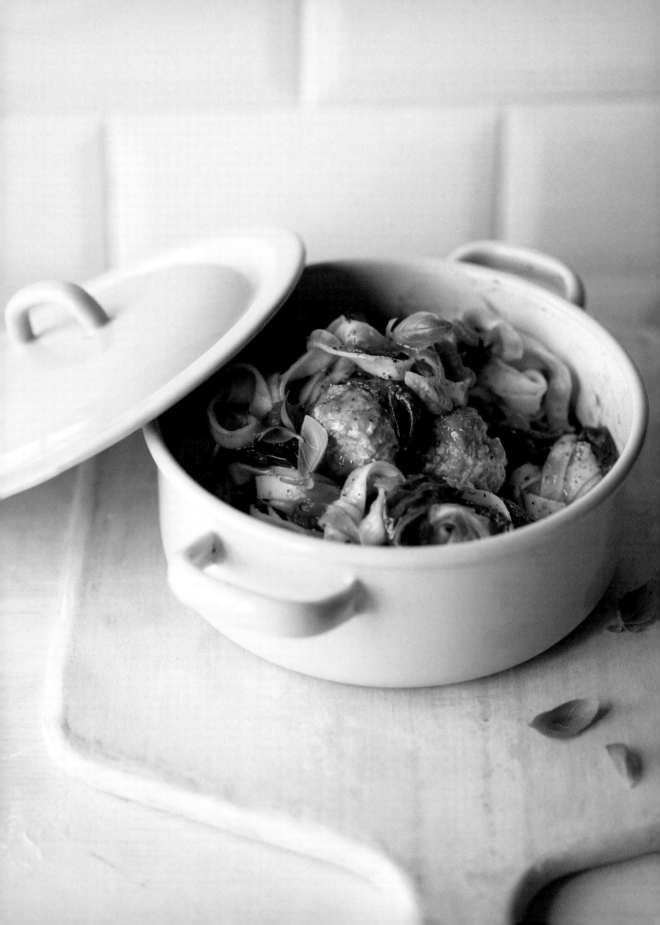

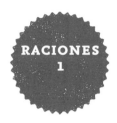

SE PUEDE PREPARAR
CON ANTELACIÓN

SE PUEDE CONGELAR

## INGREDIENTES

½ cda. de aceite de coco
o de oliva

2 cebolletas cortadas en rodajas
finas

275 g de merluza ahumada
sin piel y cortada en trozos
pequeños

1 calabacín cortado en dados
de 2 cm

100 g de guisantes congelados

1 cda. de curri en polvo suave

1 huevo

250 g de arroz basmati
precocinado

100 ml de leche desnatada

un buen puñado de hojas
de espinacas baby

1 chile rojo cortado en rodajas
finas, quítale las semillas si
no quieres que pique mucho

# KEDGEREE

Este *kedgeree* (#alertadepalabrarara) está buenísimo. Prepáratelo después de una buena sesión de ejercicio y te recargará el cuerpo y satisfará tus papilas gustativas al mismo tiempo.

## PREPARACIÓN

Pon agua a hervir en una cacerola para escalfar el huevo.

Funde el aceite de coco en una sartén grande a fuego medio-alto. Añade las cebolletas, la merluza ahumada y el calabacín, y sofríe durante 2 o 3 minutos sin dejar de remover. Agrega los guisantes y cocínalos hasta que se hayan descongelado; luego espolvoréale el curri en polvo y cocínalo todo junto durante 1 minuto.

Este es un buen momento para cascar el huevo dentro del agua hirviendo con mucho cuidado. Cocina el huevo durante unos 4 minutos para que la yema quede líquida, luego sácalo del agua con cuidado ayudándote de una espumadera y escúrrelo en papel de cocina.

Mientras el huevo se está haciendo, incorpora el arroz a la sartén desmenuzándolo con los dedos mientras lo vas añadiendo, luego sofríelo durante 1 o 2 minutos y ve deshaciendo los trozos apelmazados que puedan haber quedado. Vierte la leche y remueve, luego lleva a ebullición y deja que hierva a fuego lento durante 30 segundos. Añade las espinacas y remueve hasta que reduzcan su tamaño.

Sirve el *kedgeree* en un plato, colócale el huevo escalfado encima y espolvorea un poco de chile rojo.

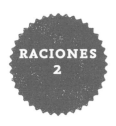

RACIONES
2

SE PUEDE PREPARAR
CON ANTELACIÓN

SE PUEDE CONGELAR

## INGREDIENTES

1 cda. de aceite de oliva

1 cebolla roja cortada en dados

1 diente de ajo picado

una ramita de orégano

6 salchichas

1 cda. de vinagre balsámico

una lata de 400 g de tomate
triturado

300 g de gnocchi frescos

½ manojo de albahaca, solo las
hojas, picadas

# GNOCCHI CON RAGÚ DE SALCHICHAS

Este plato italiano no falla nunca. Los gnocchi se hacen en un tiempo récord, y las salchichas tienen mucho sabor, cosa que convierte esta receta en un plato muy sabroso y muy fácil de preparar.

## PREPARACIÓN

Pon a hervir agua en una cacerola grande para hacer los gnocchi.

Calienta el aceite de oliva en una sartén a fuego medio-alto. Añade la cebolla, el ajo y el orégano y sofríelos, removiendo de vez en cuando, durante 2 o 3 minutos.

Ve cogiendo las salchichas de una en una y apriétalas fuerte con los dedos para extraer la carne de la piel: debería salir una pequeña bola de carne por el extremo. Repite la maniobra hasta que tengas 18 bolas de carne de salchicha. Tira las pieles vacías.

Mete las bolas de carne de salchicha en la sartén y remuévelas con suavidad para que se mezclen con el aceite, la cebolla y el ajo. Sube el fuego al máximo, vierte el vinagre balsámico y deja que reduzca casi del todo. Incorpora los tomates, lleva a ebullición y deja que hierva a fuego lento durante 5 o 6 minutos.

Entretanto mete los gnocchi en la cacerola con el agua hirviendo y cocínalos durante unos 2 minutos, o según especifique el fabricante; luego escúrrelos.

Comprueba que las bolas de salchicha están bien hechas (corta una para asegurarte), luego divide los gnocchi, ponles la salsa ragú por encima y decora el plato con las hojas de albahaca.

# LA LUBINA SAMMY CON ESPAGUETI

Si le has echado un vistazo a mi cuenta de Instagram, seguro que ya te has dado cuenta de que me gusta ponerle nombre a lo que como, y por algún motivo me pareció muy adecuado llamar a este plato «la lubina Sammy». No te vas a creer lo fácil que es preparar esta receta. Otra de las ventajas que tiene es que podrás ponerle cualquier verdura que tengas en la nevera. Pero, por favor, no te olvides de gritar «¡me encantan los arbolitos enanos!» cuando metas el brócoli en la sartén.

## PREPARACIÓN

Pon a hervir agua con sal en una cacerola grande. Mete los espaguetis y deja que cuezan durante 2 minutos menos del tiempo que pone en el paquete.

Entretanto calienta el aceite en una sartén a fuego medio. Sazona la lubina con sal y pimienta y, cuando el aceite esté caliente, coloca los filetes de pescado en la sartén con suavidad y con la piel hacia abajo, y sofríelos durante 2 o 3 minutos. Dale la vuelta a la lubina, retira la sartén del fuego y deja que el pescado se acabe de hacer con el calor residual durante 2 minutos. Saca la lubina de la sartén, quítale la piel con mucho cuidado y tírala.

A estas alturas los espaguetis ya tendrían que estar casi hechos. Incorpora todas las verduras y deja que hiervan a fuego lento con la pasta durante 2 minutos. Puede que los tomates se agrieten un poco, pero no te preocupes. Escurre la pasta y las verduras en un colador.

Coge la sartén que has utilizado para hacer el pescado y vuelve a ponerla a fuego medio-alto. Añade los espaguetis y las verduras, sazona generosamente con sal y pimienta y remuévelo todo junto durante 1 minuto (este último golpe de fuego es lo que le da el sabor al plato).

Sirve los espaguetis y las verduras en un cuenco profundo, trocea el pescado por encima en porciones grandes y decóralo con el chile cortado en rodajas.

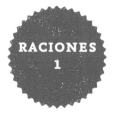

**RACIONES 1**

## INGREDIENTES

80 g de espaguetis secos

½ de cda. de aceite de oliva

2 filetes de 125 g de lubina con la piel

sal y pimienta

80 g de arbolitos enanos (brotes tiernos de brócoli), corta a lo largo los que sean demasiado grandes

80 g de col kale, quítale los tallos gruesos

6 tomatitos cherry

½ chile rojo cortado en rodajas, quítale las semillas si no quieres que pique

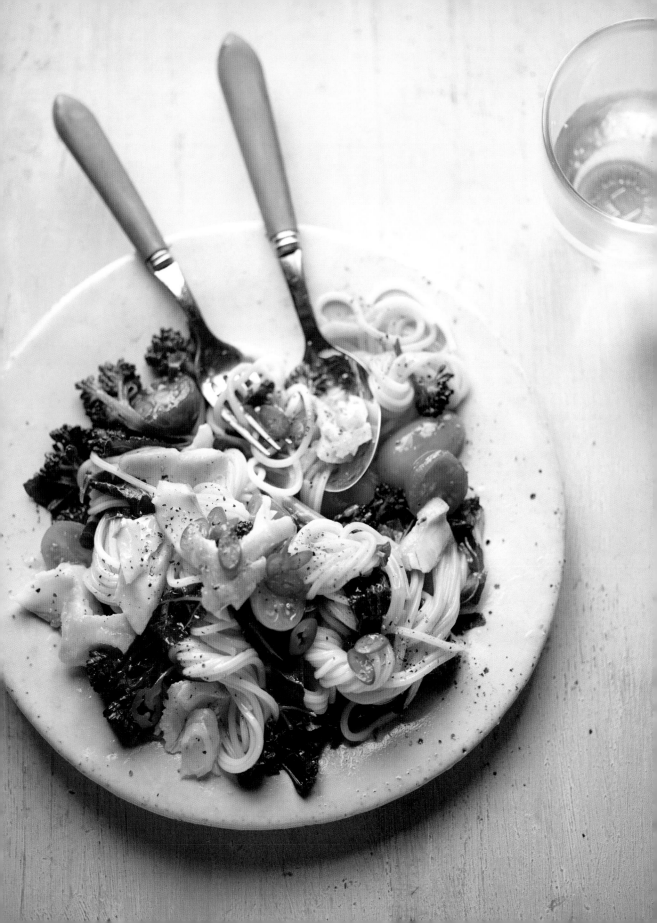

# SOFRITO DE POLLO Y QUINOA

Antes la quinoa era uno de esos alimentos exóticos, pero ahora está por todas partes (y por suerte la puedes conseguir precocinada y no tienes por qué esperar 20 minutos a que se cueza). La quinoa tiene muchas proteínas, y eso la convierte en el alimento perfecto para construir músculo.

## PREPARACIÓN

Funde el aceite de coco en un wok o en una sartén grande a fuego medio-alto. Añade las cebolletas, el pimiento rojo y el calabacín y sofríelo durante 2 o 3 minutos o hasta que los vegetales empiecen a ablandarse.

Sube el fuego al máximo e incorpora el pollo junto con el pimentón y un poco de sal y pimienta. Rehoga durante 3 o 4 minutos más o hasta que el pollo esté bien hecho. Comprueba el punto de cocción haciendo un corte en uno de los trozos grandes para asegurarte de que la carne está blanca por dentro y que no queda ninguna parte rosa.

Agrega la quinoa y sofríe durante 1 minuto más o menos, o hasta que esté caliente.

Sirve tu sofrito de pollo y quinoa con el queso feta por encima, el perejil picado y un chorro de zumo de limón.

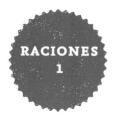

**RACIONES
1**

## SE PUEDE PREPARAR CON ANTELACIÓN

### INGREDIENTES

½ cda. de aceite de coco
   o de oliva
3 cebolletas cortadas en rodajas
   finas
½ pimiento rojo despepitado
   y cortado en dados pequeños
½ calabacín cortado en dados
un filete de 240 g de pechuga
   de pollo sin piel cortado
   en tiras de 1 cm de grosor
2 cdtas. de pimentón ahumado
sal y pimienta
225 g de quinoa precocinada
25 g de queso feta desmenuzado
un manojo pequeño de perejil,
   solo las hojas, picadas
   (opcional)
un chorro de zumo de limón

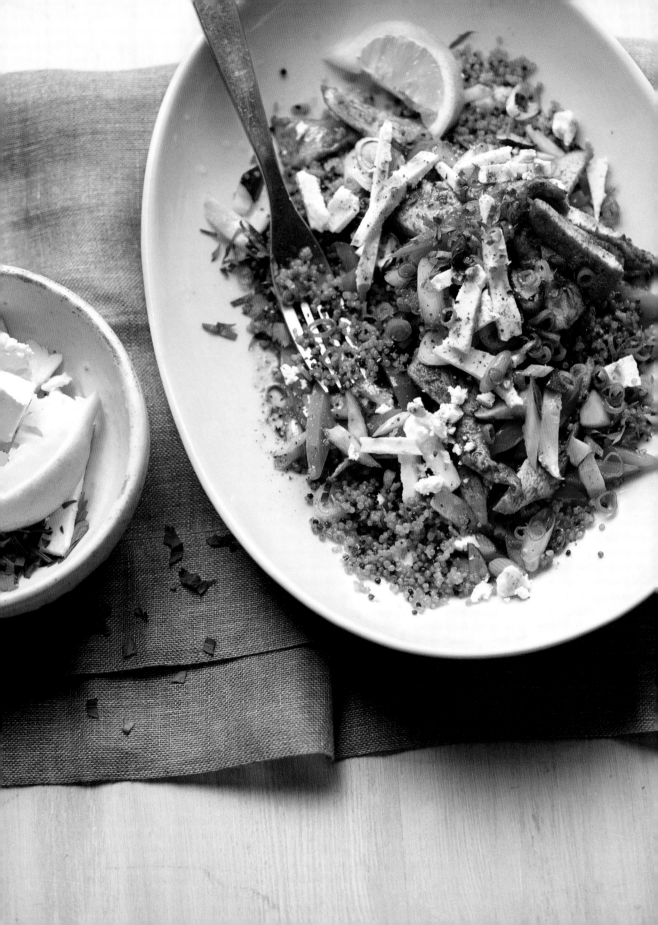

# PIZZA RÁPIDA DE TORTILLA MEXICANA

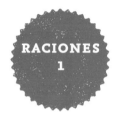

**RACIONES 1**

## INGREDIENTES

4 puñados grandes de hojas
   de espinacas baby
2 tortillas mexicanas grandes
200 g de tomates en lata
   troceados
200 g de judías carillas en lata,
   limpias y escurridas
½ cdta. de orégano en polvo
8 aceitunas negras sin hueso
   y cortadas por la mitad
250 g de fiambre cortado
   en rodajas (a mí me gusta
   el jamón o el pollo asado frío)
2 huevos grandes
sal y pimienta
ensalada verde para servir
   (opcional)

Esta receta es para todos los amantes de la pizza. Quizá no sea exactamente lo mismo que una pizza con los bordes rellenos de queso, pero es más barata, más rápida y mucho más saludable. Anímate a cambiar los ingredientes para crear la pizza de tus sueños.

## PREPARACIÓN

Enciende el hervidor eléctrico y precalienta el horno a 230 °C (si tiene ventilador a 210 °C, horno de gas 8).

Mete las espinacas en un colador grande y viérteles agua hirviendo por encima hasta que reduzcan su tamaño. A continuación pasa las espinacas por agua fría y escúrreles toda el agua que puedas con las manos.

Coloca las tortillas en una bandeja antiadherente. Mezcla los tomates, las judías y el orégano, y extiende la mezcla por encima de las tortillas. Divide las espinacas pochadas a partes iguales entre las dos tortillas y luego reparte las aceitunas y la carne. Haz un pequeño hueco en medio de cada pizza de tortilla y casca el huevo justo en el medio. Sazona las pizzas con sal y pimienta, y métela dentro del horno caliente durante 12 minutos o hasta que se doren los bordes de las tortillas y se haya hecho la clara de los huevos.

Pon las tortillas sobre una tabla y sírvelas acompañadas de una buena ensalada verde… o engúllelas sin más.

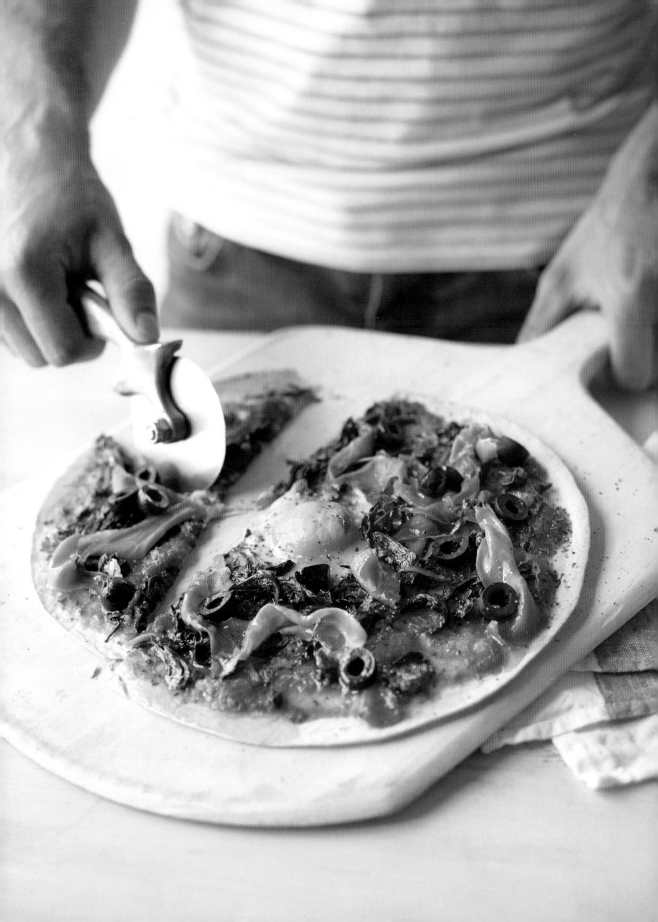

# BERENJENA CON ESPECIAS, GARBANZOS Y PAVO

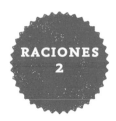

**RACIONES 2**

## SE PUEDE PREPARAR CON ANTELACIÓN

SE PUEDE CONGELAR
(el estofado de berenjena y garbanzos, el pavo no)

## INGREDIENTES

1 cda. de aceite de coco
 o de oliva

4 cebolletas cortadas en tiras de
 1 cm

2 dientes de ajo cortados en
 rodajas finas

1 berenjena pequeña cortada en
 dados de 1 cm

1 chile rojo picado, quítale las
 semillas si no quieres que
 pique mucho

4 filetes de pavo de 100 g cada
 uno

sal y pimienta

1 cdta. de garam masala

1 cda. de tomate triturado

un bote de 400 g de garbanzos
 lavados y escurridos

½ manojo de cilantro, solo las
 hojas, picadas

Las berenjenas, los garbanzos y las especias indias son una combinación gloriosa. Este es un plato abundante que te dejará bien lleno después de ejercitarte. Si no vas a cocinar para dos personas, guarda lo que te sobre y consérvalo en la nevera para la comida o la cena del día siguiente.

## PREPARACIÓN

Precalienta el grill al máximo.

Calienta el aceite de coco en un wok o en una sartén grande a fuego medio-alto. Añade las cebolletas, el ajo, la berenjena y el chile, y sofríelo todo junto durante 3 o 4 minutos.

Mientras se hacen las verduras, sazona los filetes de pavo y hornéalos debajo del grill durante 4 o 5 minutos por cada lado o hasta que estén bien hechos. Comprueba el punto de cocción haciendo un corte en uno de los trozos más gruesos para comprobar que la carne está bien hecha por dentro y que no queda ninguna parte rosa. Sácalos del horno y resérvalos.

Vuelve a las verduras que están en el wok o en la sartén: añade el garam masala y el tomate triturado, y cocínalo todo junto durante 1 minuto sin dejar de remover para que no se quemen las especias. Vierte 200 ml de agua y agrega los garbanzos, luego sazona generosamente con la sal y la pimienta, y deja que hierva a fuego lento durante 2 minutos.

Sirve el estofado de garbanzos y berenjenas, corona el plato con los filetes de pavo y decóralo con el cilantro fresco.

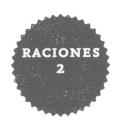

**RACIONES**
2

## SE PUEDE PREPARAR CON ANTELACIÓN

## SE PUEDE CONGELAR

### INGREDIENTES

½ cda. de aceite de coco
   o de oliva
10 salchichas chipolatas
1 pimiento rojo despepitado
   y cortado en tiras finas
½ calabacín cortado en dados
   de 1 cm
10 tomatitos cherry
2 ramitas de tomillo
250 g de lentejas pardinas
   precocinadas
150 ml de caldo de pollo
sal y pimienta
½ manojo de perejil, solo las
   hojas, picadas (opcional)

# CAZUELA DE SALCHICHAS Y LENTEJAS

No te preocupes, ya sé lo que estás pensando: ¿cómo diantre voy a preparar una cazuela en 15 minutos? El secreto para acelerar el proceso es utilizar salchichas muy finas y lentejas precocinadas. Pero está igual de buena que cualquier cazuela de cuatro horas, así que dale una oportunidad.

## PREPARACIÓN

Calienta el aceite de coco en una sartén grande a fuego medio-alto. Añade las salchichas y sofríelas durante 3 minutos; dales la vuelta un par de veces hasta que queden bien doraditas.

Añade el pimiento rojo, el calabacín, los tomates y el tomillo y rehoga durante 3 o 4 minutos, o hasta que los vegetales empiecen a ablandarse. Incorpora las lentejas con el caldo y sazona generosamente con sal y pimienta. Mézclalo todo junto y deja que hierva a fuego lento durante 3 o 4 minutos.

Asegúrate de que las lentejas están calientes y de que las salchichas están bien hechas, luego espolvorea el perejil, si decides usarlo, y sírvelo inmediatamente.

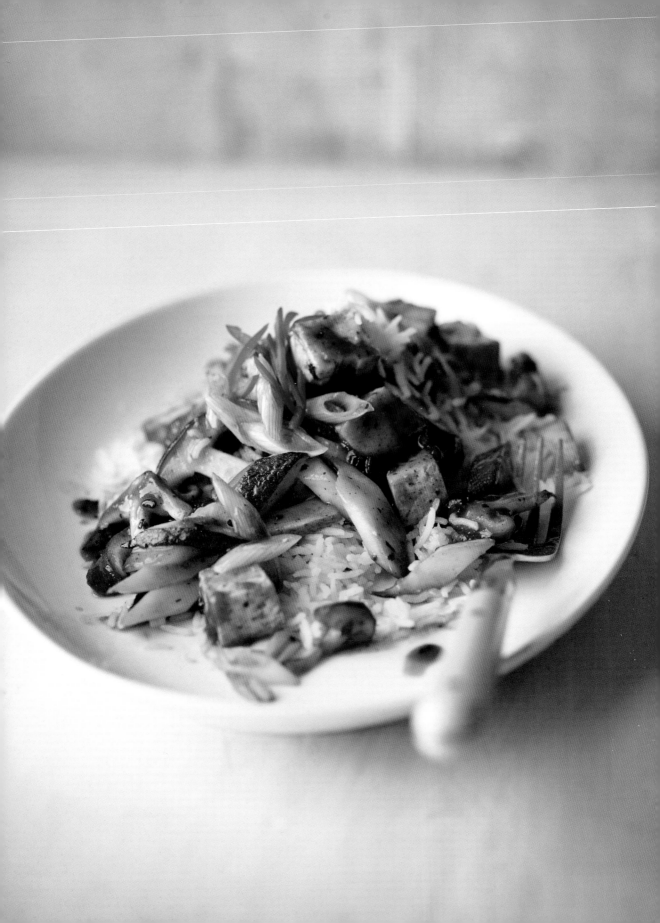

# TOFU DE JUDÍAS NEGRAS CON SHIITAKE Y ARROZ

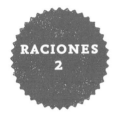

**SE PUEDE PREPARAR CON ANTELACIÓN**

## INGREDIENTES

1 cda. de aceite de coco
   o de oliva

1 calabacín cortado en dados
   de 1 cm

1 chile rojo picado, quítale las
   semillas si no quieres que
   pique mucho

2 dientes de ajo picados

6 cebolletas cortadas en rodajas
   de 1 cm

8 setas shiitake picadas

2 cdas. de salsa de judías negras

400 g de tofu duro cortado
   en dados de 2 cm

250 g de arroz basmati o jazmín
   precocinado

Pido disculpas por la falta de recetas para vegetarianos, pero ¡es que me encanta la carne! Sin embargo, aquí os dejo un plato que hará las delicias tanto de vegetarianos como de los amantes de la carne y del pescado. Cuando se cocina con los ingredientes y los sabores adecuados, el tofu está muy bueno, y si te comes un trozo lo bastante grande, conseguirás un aporte suficiente de proteínas.

## PREPARACIÓN

Calienta el aceite de coco en un wok o en una sartén grande a fuego medio-alto. Añade el calabacín y sofríe durante 1 minuto. Incorpora el chile, el ajo, las cebolletas y los shiitake y rehoga durante 3 o 4 minutos o hasta que los vegetales empiecen a ablandarse.

Agrega la salsa de judías negras y vierte 150 ml de agua. Deja que hierva a fuego lento y luego añade el tofu y deja que se haga durante unos 2 minutos o hasta que esté bien caliente.

Calienta el arroz en el microondas y divídelo en dos platos, luego corónalo con el delicioso y especiado tofu que has preparado.

# SOFRITO DE POLLO TERIYAKI

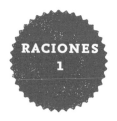

## SE PUEDE PREPARAR CON ANTELACIÓN

### INGREDIENTES

½ cda. de aceite de coco
    o de oliva

3 cebolletas cortadas en rodajas

2 dientes de ajo cortados en
    rodajas finas

2 cm de jengibre picado
    o rallado

un filete de 240 g de pechuga de
    pollo cortado en tiras de 1 cm
    de grosor

2 cabezas de pak choy,
    deshojadas

225 g de fideos de huevo frescos

un buen puñado de hojas
    de espinacas baby

½ cda. de miel

1 cda. de salsa de soja light

2 cdtas. de vinagre de vino
    de arroz

1 chile rojo cortado en rodajas
    finas, quítale las semillas si no
    quieres que pique mucho

Este es uno de eso platos que te gustará tanto que querrás cocinarlo cada día. Según llegues del trabajo, mete todos los ingredientes en el wok, y listo, sin complicaciones y sin ensuciar muchos cacharros: es una auténtica receta Adelgaza en 15.

## PREPARACIÓN

Calienta el aceite de coco en un wok o en una sartén grande a fuego alto. Añade las cebolletas, el ajo y el jengibre y sofríe durante 10 segundos, luego incorpora el pollo y rehoga durante 1 minuto.

Agrega el pak choy, los fideos, las espinacas y un par de cucharadas soperas de agua, de esta forma crearás un vapor que te ayudará a cocinar los vegetales y a separar los fideos. Sofríelo todo junto durante 2 o 3 minutos, pasado ese tiempo las verduras habrán reducido su tamaño y el pollo debería estar bien hecho. Comprueba el punto de cocción haciendo un corte en uno de los trozos más grandes para asegurarte de que la carne está blanca por dentro y de que no queda ninguna parte rosa.

Retira la sartén del fuego y vierte la miel, la salsa de soja y el vinagre, y mézclalo todo bien. Sirve el sofrito en un plato, decóralo con el chile en rodajas…, y a comer.

## ★ CONSEJO

Si no encuentras fideos de huevo frescos, utiliza los secos, pero recuerda que tendrás que rehidratarlos antes de sofreírlos. Y si quieres cocinar un plato sin gluten, sustituye la salsa de soja por tamari y utiliza fideos de arroz en lugar de fideos de huevo.

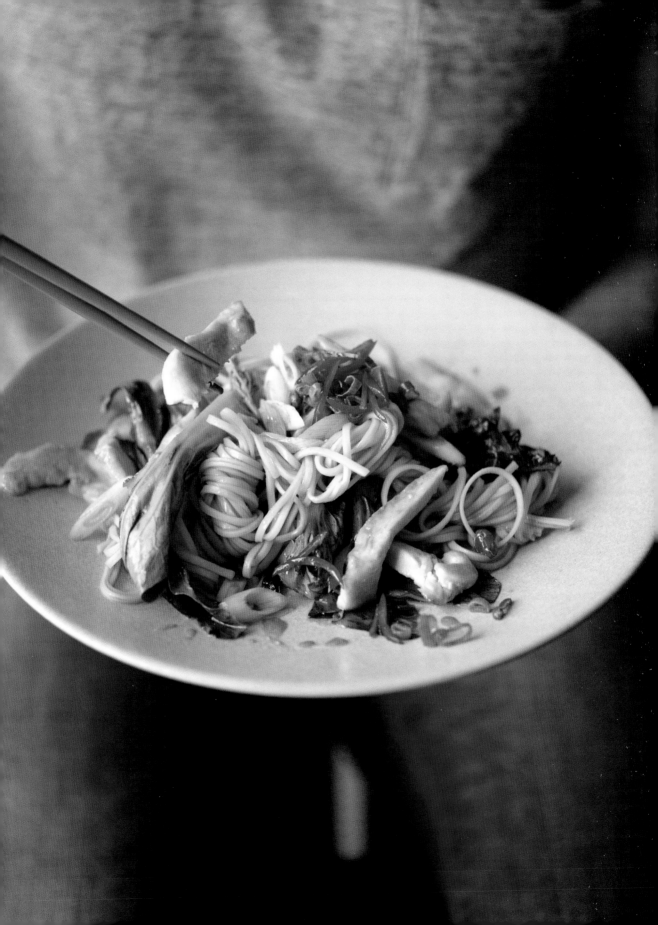

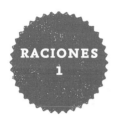

**RACIONES 1**

# GRAN ROLLITO DE POLLO A LA BARBACOA

## SE PUEDE PREPARAR CON ANTELACIÓN

### INGREDIENTES

un filete de 240 g de pechuga
de pollo

sal y pimienta

1 cda. de kétchup

½ cdta. de pimentón ahumado

1 cda. de salsa Worcestershire

2 tortillas mexicanas grandes

1 cogollo de lechuga cortado en
tiras

6 tomatitos cherry cortados por
la mitad

4 cdas. de judías carillas en lata,
lavadas y escurridas

2 cdas. de queso *cottage*

Este facilísimo rollito de pollo con salsa barbacoa es toda una delicia de la que podrás disfrutar después de una buena sesión de ejercicio. Y si lo envuelves bien con papel de aluminio, es la comida perfecta para llevar.

## PREPARACIÓN

Precalienta el grill al máximo.

Extiende una hoja grande de papel film sobre la tabla de picar. Coloca el pollo sobre él y extiende otra hoja encima. Coge un rodillo, una sartén pesada o cualquier objeto romo y golpea el pollo hasta que haya reducido su grosor a la mitad.

Separa el pollo del papel film y sazónalo con sal y pimienta, luego colócalo sobre la plancha o una bandeja de horno, y déjalo debajo del grill durante 4 minutos sin darle la vuelta.

Entretanto mezcla el kétchup, el pimentón y la salsa Worcestershire hasta que tengas una salsa barbacoa suave. Dale la vuelta al pollo y déjalo un par de minutos más, luego extiéndele un poco de salsa por encima y gratínalo durante 3 o 4 minutos, o hasta que esté bien hecho. Comprueba el punto de cocción con un corte para asegurarte de que la carne está blanca por dentro y que no queda ninguna parte rosa.

Corta el pollo gratinado en tiras largas. Extiende el resto de la salsa barbacoa sobre las tortillas, coloca el pollo encima, la lechuga, los tomates, las judías y el queso *cottage*. Enrolla tus tortillas enormes y a comer.

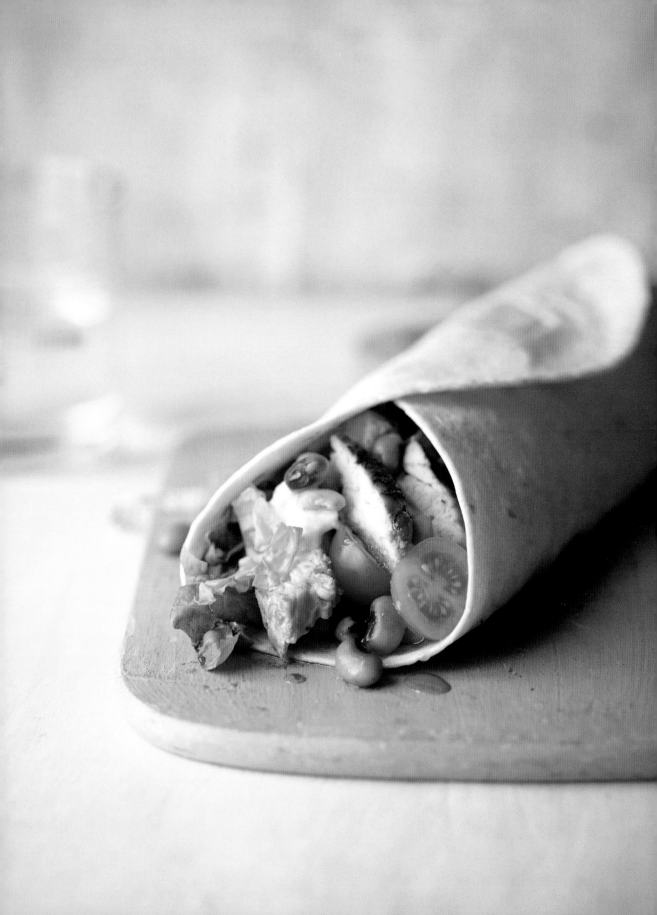

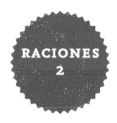

RECETA LARGA

SE PUEDE PREPARAR
CON ANTELACIÓN

SE PUEDE CONGELAR

INGREDIENTES

500 g de lentejas amarillas
1 ½ cda. de aceite de coco
   o de oliva
1 cdta. de semillas de comino
1 hoja de laurel fresca
   o 2 si están secas
1 cebolla roja grande cortada
   en dados
4 dientes de ajo bien picados
2 chiles rojos cortados en dados,
   quítales las semillas si no
   quieres que pique mucho
5 cm de jengibre cortado
   en dados
½ cdta. de cúrcuma molida
1 cda. de garam masala
5 tomates grandes picados
entre 200 y 250 ml de caldo de
   pollo
2 filetes de 260 g de pechuga de
   pollo cortados en tiras de 1 cm
   de grosor
sal y pimienta
un manojo de cilantro, solo las
   hojas, picadas

# *DAAL* DE TOMATE CON POLLO

Esta es otra receta que tardarás más de 15 minutos en preparar. Pero no te desanimes, está buenísima y te sentará genial después del ejercicio, por lo que vale la pena esperar. Si quieres atajar, prepara una buena cantidad de *daal* y congela lo que te sobre, así lo tendrás preparado para la próxima vez.

## PREPARACIÓN

Mete las lentejas en un cuenco grande y cúbrelas con agua caliente del grifo, déjalas en remojo durante 20 minutos.

Funde una cucharada sopera de aceite de coco en una sartén grande a fuego medio-alto. Añade las semillas de comino y la hoja de laurel y sofríe durante 30 segundos, luego agrega la cebolla y rehoga durante 2 o 3 minutos, o hasta que empiece a ablandarse y a dorarse. Incorpora el ajo, los chiles y el jengibre y sofríe durante 1 minuto.

Espolvorea la cúrcuma y el garam masala sin dejar de remover durante 30 segundos. Añade los tomates y el caldo de pollo, luego lleva a ebullición. Escurre las lentejas que tenías en remojo e incorpóralas a la sartén. Deja que hiervan a fuego lento durante 40 minutos removiendo de vez en cuando y añade un poco de agua si es necesario. Pasado este tiempo, las lentejas deberían estar completamente hechas y quizá comiencen a abrirse.

Cuando el *daal* esté casi listo, funde el resto del aceite de coco en una sartén y añade el pollo sazonándolo generosamente con sal y pimienta. Sofríelo durante 3 minutos o hasta que esté bien hecho. Comprueba el punto de cocción con un corte en uno de los trozos más grandes para asegurarte de que la carne está blanca por dentro y que no queda ninguna parte rosa.

Espolvorea el cilantro picado por encima del *daal*, ponle el pollo encima y ya lo puedes servir.

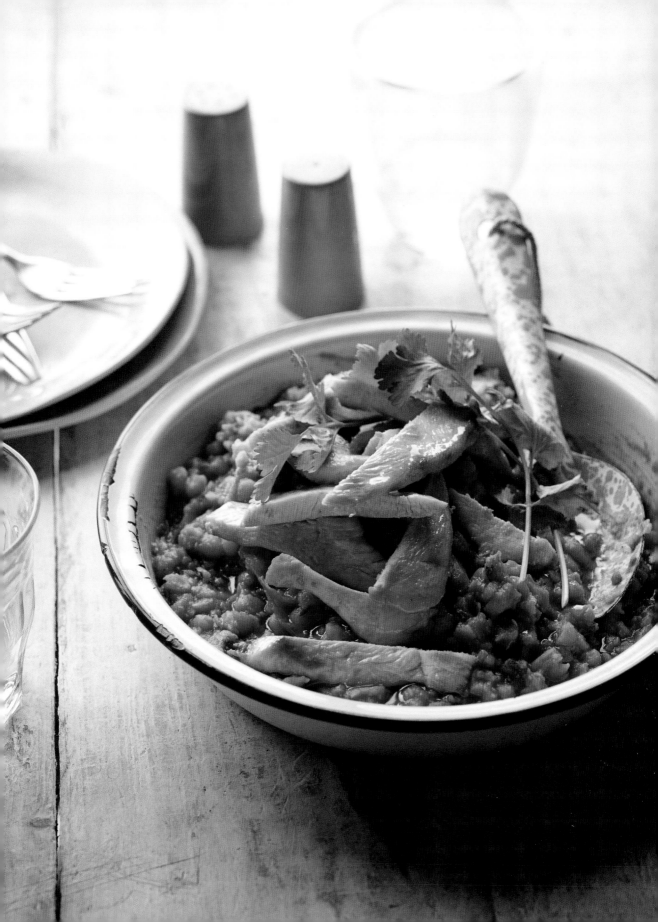

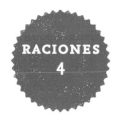

**RACIONES**
**4**

## RECETA LARGA

## SE PUEDE PREPARAR CON ANTELACIÓN

## SE PUEDE CONGELAR

## INGREDIENTES

1 ½ cda. de aceite de oliva

1 kg de carne picada de ternera baja en grasas

1 cebolla grande cortada en dados

1 zanahoria cortada en dados

1 calabacín cortado en dados

2 dientes de ajo bien picados

1 cda. de tomate triturado

400 ml de caldo de ternera

1 lata de 400 g de tomates troceados

18 láminas de pasta para lasaña

un manojo de albahaca, solo las hojas, picadas (opcional)

pan crujiente para servir

# LA LASAÑA ESPECIAL DE MI MADRE

Esta es la receta especial de mi madre. En realidad, y tal como diría ella, es lo único que sabe cocinar. Es italiana y cuando era joven preparaba esta receta casi cada semana. Como es una lasaña, se tarda alrededor de una hora y cuarto en prepararla, desde que se empieza hasta que se acaba, pero la preparación en sí no conlleva tanto tiempo (y una vez que esté en el horno podrás esperar a que se haga relajado en el sillón). Estoy seguro de que te va a gustar tanto como a mí.

## PREPARACIÓN

Calienta ½ cucharada sopera de aceite de oliva en una cacerola grande a fuego alto. Añade la mitad de la carne picada y sofríela durante 2 o 3 minutos removiendo para deshacer los grumos. Déjala reposar en un plato y repite la maniobra con ½ cucharada sopera más de aceite y el resto de la carne picada.

Cuando la carne esté dorada, limpia la cacerola y calienta la ½ cucharada sopera de aceite restante a fuego medio-alto. Añade la cebolla, la zanahoria, el calabacín y el ajo, y rehógalo todo junto durante unos 5 minutos; en ese tiempo, los vegetales deberían haber empezado a ablandarse y a coger un poco de color. Incorpora el tomate triturado, el caldo de ternera y los tomates, luego vuelve a meter la carne picada en la cacerola. Lleva a ebullición y deja que hierva a fuego lento durante 20 minutos.

Precalienta el horno a 190 °C (si tiene ventilador a 170 °C, horno de gas 5).

Empieza a montar la lasaña en una bandeja para horno de unos 30 x 15 cm. Vierte más o menos un cuarto de la salsa de carne y extiéndela por la base de la bandeja, a continuación coloca 6 láminas de pasta encima (no te preocupes si se solapan). Repite la maniobra hasta que tengas cuatro capas de salsa de carne y tres de pasta, la última debería ser de salsa de carne. Tapa bien la bandeja con papel de aluminio y hornea la lasaña durante 40 minutos o hasta que esté bien caliente y la pasta esté hecha (deberías poder clavarle un tenedor con facilidad).

Decora la lasaña con un poco de albahaca fresca, si quieres, y sírvela con una rebanada de pan crujiente y una ensalada verde.

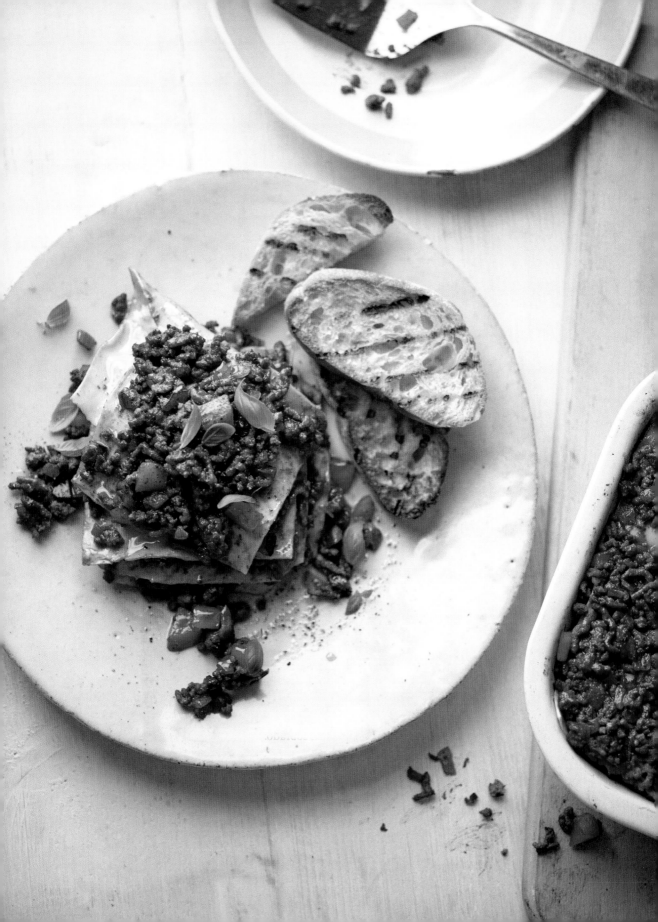

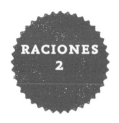

## RECETA LARGA

## SE PUEDE PREPARAR CON ANTELACIÓN

### INGREDIENTES

12 patatas nuevas

1 cda. de aceite de oliva

5 cebolletas cortadas en rodajas

1 chile rojo cortado en rodajas finas, quítale las semillas si no quieres que pique

2 puñados de hojas de espinacas baby, y unas cuantas más para servir

300 g de jamón o pollo cocido picado o cortado en rodajas

8 huevos

sal y pimienta

pan para acompañar

tomatitos cherry para acompañar

# TORTILLA ESPAÑOLA

Tardarás 30 minutos en preparar esta tortilla de patatas supersatisfactoria, pero está buenísima tanto fría como caliente, por lo que es perfecta para llevar al trabajo con un poco de ensalada fresca.

## PREPARACIÓN

Pincha las patatas con un tenedor y métalas en el microondas a 900w durante 3 minutos. Déjalas reposar durante 2 minutos, luego ponlas 2 minutos más: deberían quedar hechas del todo. Déjalas enfriar y córtalas en rodajas.

Precalienta el grill al máximo.

Calienta el aceite de oliva en una sartén antiadherente (de unos 20 cm de diámetro) a fuego medio-alto. Añade las patatas y sofríelas, removiendo de vez en cuando, durante 2 minutos. Incorpora las cebolletas y el chile y rehoga durante otro minuto. Agrega las espinacas junto con el pollo o el jamón, y sofríelo todo junto durante unos 30 segundos o hasta que las espinacas hayan reducido su tamaño.

Bate los huevos con una buena pizca de sal y pimienta, luego viértelos en la sartén. Utiliza una cuchara de madera para remover el huevo y despegarlo de la base y deja que se vaya haciendo durante 1 o 2 minutos, o hasta que haya una buena proporción de huevo cocido en la sartén. Espera 1 minuto más y luego mete la sartén bajo el grill (si la sartén tiene un mango de plástico, no lo metas en el horno) y hornea la tortilla hasta que la parte superior esté bien hecha.

Saca la tortilla de la sartén y córtala por la mitad, luego sírvela acompañada de un buen trozo de pan y una ensalada de tomatitos cherry con las espinacas que han sobrado.

# EL *COTTAGE PIE* DE BONIATO DE JOE

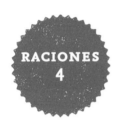

**RACIONES 4**

RECETA LARGA

SE PUEDE CONGELAR

## INGREDIENTES

4 boniatos pelados y cortados
   en trozos
sal y pimienta
1 cda. de aceite de coco
   o de oliva
1 kg de carne picada de ternera
   baja en grasas
1 cebolla cortada en dados
1 pimiento rojo despepitado
   y cortado en dados
2 zanahorias ralladas
1 calabacín rallado
2 cdas. de tomate triturado
200 ml de caldo de ternera
75 g de guisantes congelados
3 cdas. de salsa Worcestershire

Ya sé que este plato tarda un poco en hacerse (como una hora y quince minutos), pero es fácil de preparar. Además, cuando lo metas en el horno solo necesitarás un poco de paciencia. La decoración a base de boniato lo convierte en una apuesta segura.

## PREPARACIÓN

Precalienta el horno a 200 ºC (si tiene ventilador a 180 ºC, horno de gas 6).

Pon agua a hervir en una cacerola grande. Añade los boniatos y deja que hiervan a fuego lento durante 10 minutos o hasta que estén muy tiernos. Escúrrelos en un colador, deja que se aireen un rato para que suelten parte de la humedad, y vuelve a meterlos en la cacerola. Sazónalos generosamente con sal y pimienta, y a continuación tritúralos hasta obtener una masa suave.

Mientras se hacen los boniatos, calienta la mitad del aceite de coco en una sartén grande o en una cacerola a fuego alto. Añade la carne picada y sofríe removiendo para deshacer los grumos hasta que la carne esté hecha y se haya dorado. En función del tamaño del recipiente que estés utilizando, quizá necesites hacerlo en dos tandas. Pasa la carne hecha a un cuenco.

Calienta el resto del aceite de coco en la misma sartén a fuego medio-alto. Agrega la cebolla, el pimiento rojo, las zanahorias y el calabacín, y rehoga durante 5 o 6 minutos o hasta que empiecen a ablandarse. Vierte el tomate triturado y sofríelo sin dejar de remover durante 30 segundos, luego incorpora la carne y remueve bien. Vierte el caldo, lleva a ebullición y deja que hierva a fuego lento durante 20 minutos.

Retira la sartén del fuego y añade los guisantes y la salsa Worcestershire, luego coloca la mezcla en una bandeja de horno y extiende el boniato triturado encima.

Hornea tu *cottage pie* durante unos 20 minutos hasta que la capa superior de boniato esté crujiente.

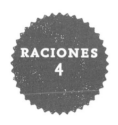

RECETA LARGA

SE PUEDE PREPARAR
CON ANTELACIÓN

SE PUEDE CONGELAR

INGREDIENTES

1 ½ cda. de aceite de oliva

1 cebolla roja grande cortada
en dados

3 dientes de ajo bien picados

1 kg de carne picada de pavo

3 buenos puñados de hojas
de espinacas baby

300 g de ricota

sal y pimienta

1 manojo de albahaca, solo las
hojas, picadas

16 tubos de pasta para hacer
canelones

2 latas de 400 g de tomate picado

pan crujiente y ensalada para
acompañar

# CANELONES DE ESPINACAS Y PAVO

Esta es otra de esas recetas que puedes preparar en grandes cantidades para congelar. Invierte una hora y cuarto de tu tiempo, luego divide los canelones en cuatro raciones, y tendrás comida preparada para unos cuantos días. Si no te gusta la carne picada de pavo, puedes utilizar carne picada de ternera.

## PREPARACIÓN

Precalienta el horno a 180 °C (si tiene ventilador a 160 °C, horno de gas 4).

Calienta una cucharada sopera de aceite de oliva en una sartén grande a fuego medio-alto. Añade la cebolla y el ajo y sofríe durante 2 minutos sin dejar de remover hasta que las cebollas estén blandas y hayan cogido un poco de color.

Sube el fuego al máximo, añade la mitad de la carne picada de pavo y rehoga durante 2 o 3 minutos deshaciendo los grumos con la cuchara mientras remueves. Sofríe la carne hasta que pierda el tono rosado y traspásala a un cuenco. Repite el proceso usando el resto del aceite de oliva y la carne picada de pavo. Cuando la segunda tanda de carne esté dorada, añade las espinacas a la sartén y remueve hasta que reduzcan su tamaño, luego traspásalo todo al cuenco junto con el resto de la carne picada.

Agrega la ricota al cuenco y aliña con una buena cantidad de sal y pimienta y la mitad de la albahaca, mezclándolo bien todo junto. Utiliza los dedos y una cucharadita de café para rellenar los tubos de pasta con la mezcla de carne picada de pavo (no te preocupes si no te quedan perfectos, lo que se salga del tubo lo puedes añadir a la salsa más tarde).

Cuando hayas llenado todos los tubos, vierte una de las latas de tomate en la base de una bandeja para horno bien grande (de unos 30 x 18 cm) y añádele lo que te haya sobrado de la mezcla de carne picada. A continuación alinea los canelones en la bandeja y vierte por encima la segunda lata de tomates, luego cubre la bandeja con papel de aluminio.

Hornea los canelones durante 35 o 40 minutos, ese tiempo debería bastar para que la pasta quede bien hecha. Saca los canelones del horno, decóralos con el resto de las hojas de albahaca y sírvelos acompañados de una ensalada y una rebanada de pan.

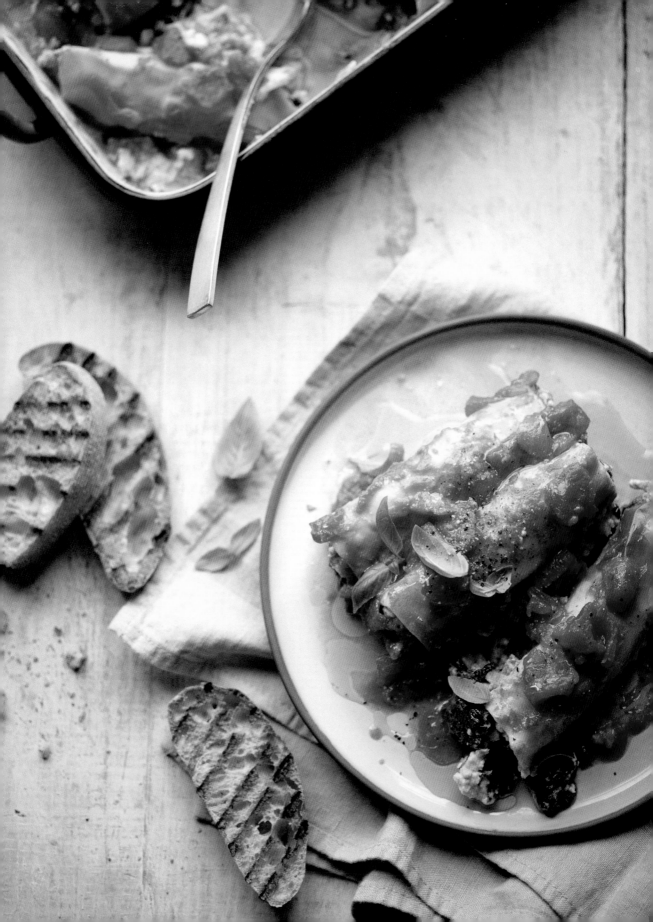

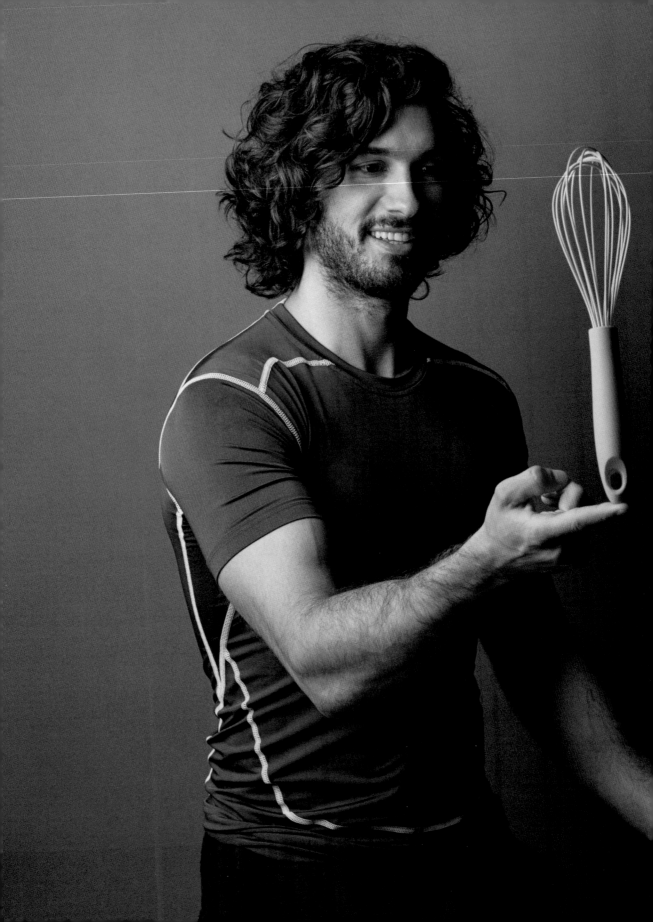

# TENTEMPIÉS Y CAPRICHOS

# TARTAR DE ATÚN

Si te gusta el sushi, te va a encantar este tartar. El atún fresco de buena calidad debería poderse comer crudo sin ningún problema, pero pregúntale al pescadero de tu supermercado para asegurarte y explícale que te lo vas a comer crudo. Olvídate de esta receta si estás embarazada o si tienes un sistema inmunitario débil.

## PREPARACIÓN

Vierte el vinagre en un cuenco pequeño y mézclalo bien con la sal. Añade el pepino y deja que se encurta durante 5 minutos.

Escurre el vinagre y mezcla el pepino avinagrado con el atún.

Sirve tu tentempié de pescado crudo con tortitas de arroz hinchado o crackers de arroz para picar, ¡está delicioso!

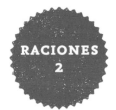

**RACIONES
2**

## INGREDIENTES

4 cdas. de vinagre de vino de arroz
1 cdta. de sal
½ pepino despepitado y cortado en dados de 1 cm
400 g de atún crudo cortado en dados de 1 cm, o más pequeño si puedes
tortitas de arroz hinchado integral o crackers de arroz para servir

## ★ CONSEJO

Te estás esforzando mucho y estás entrenando duro, ¿por qué no darte alguno de los caprichos Adelgaza en 15? Son bastante adictivos, así que no seas demasiado glotón. ¡Compártelos con tus amigos! ¡La gente te adorará si te presentas en una fiesta con tentempiés saludables!

# TORTITAS DE MAÍZ Y QUESO FETA

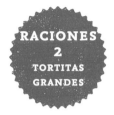

**RACIONES
2
TORTITAS
GRANDES**

## SE PUEDE PREPARAR CON ANTELACIÓN

## SE PUEDE CONGELAR

## INGREDIENTES

1 lata de 340 g de maíz dulce escurrido

1 chile rojo despepitado y cortado en tiras, y un poco más para servir (opcional)

3 cebolletas cortadas en rodajas finas

75 g de queso feta desmenuzado

75 g de harina con levadura incorporada

1 huevo

sal y pimienta

1 cda. de aceite de coco o de oliva

1 aguacate cortado en rodajas

el zumo de 1 lima para servir

un chorrito de aceite de sésamo (opcional)

Estas tortitas están buenísimas y son muy fáciles de hacer. Están ricas tanto calientes como frías, así que puedes prepararlas la noche anterior para poder llevártelas al trabajo por la mañana. También puedes preparar el doble de cantidad y congelar la mitad para otro día.

## PREPARACIÓN

Coloca el maíz dulce, el chile (si decides utilizarlo), las cebolletas, el queso feta, la harina, el huevo y 50 ml de agua en un cuenco grande. Sazona con sal y pimienta y mézclalo hasta que te quede una masa basta.

Calienta la mitad del aceite de coco en una sartén antiadherente a fuego medio-bajo. Cuando el aceite esté caliente, añade la mitad de la masa y extiéndela por la sartén. Cocina la masa durante 2 minutos sin darle la vuelta ni moverla… Es el momento perfecto para hacer 20 flexiones, ¡ya!

Dale la vuelta a la tortita y cocínala durante 2 minutos. Sácala de la sartén y colócala encima de algunas hojas de papel de cocina para que suelte el exceso de aceite mientras haces la segunda tortita.

Sirve las tortitas con el aguacate, un buen chorro de zumo de lima y, si quieres, unas gotas de aceite de sésamo y un poco de chile por encima (encontrarás la fotografía en la página siguiente).

# TORTITAS DE ATÚN Y CALABACÍN

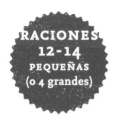

Este es un refrigerio fabuloso y muy saludable, y casi siempre tenemos una lata de atún dando vueltas por el armario de la cocina. Si quieres, también puedes preparar más cantidad y congelar lo que te sobre.

## SE PUEDE PREPARAR CON ANTELACIÓN

## SE PUEDE CONGELAR

## INGREDIENTES

1 lata de atún de 160 g escurrida
1 calabacín rallado
80 g de harina con levadura incorporada
1 huevo
1 cda. de aceite de coco o de oliva
salsa de soja light para servir

## PREPARACIÓN

Desmenuza el atún en un cuenco, luego añádele el calabacín, la harina y el huevo. Mézclalo todo hasta obtener una masa. Si lo necesitas, añádele un poco de agua para reducir la consistencia hasta que parezca nata líquida espesa.

Funde un poco de aceite de coco en una sartén a fuego medio. Ve metiendo cucharas de la masa en la sartén, pero acuérdate de dejar un poco de espacio entre ellas, porque la masa se extenderá hasta formar un pequeño círculo. Intenta que te salgan tortitas de unos 7 u 8 cm de diámetro si quieres hacer más o menos una docena, aunque si lo prefieres las puedes hacer más grandes.

Rehoga las tortitas durante 2 o 3 minutos por cada lado antes de sacarlas de la sartén y dejarlas escurrir sobre un poco de papel de cocina.

Sirve las tortitas junto con un poco de salsa de soja para poder mojarlas.

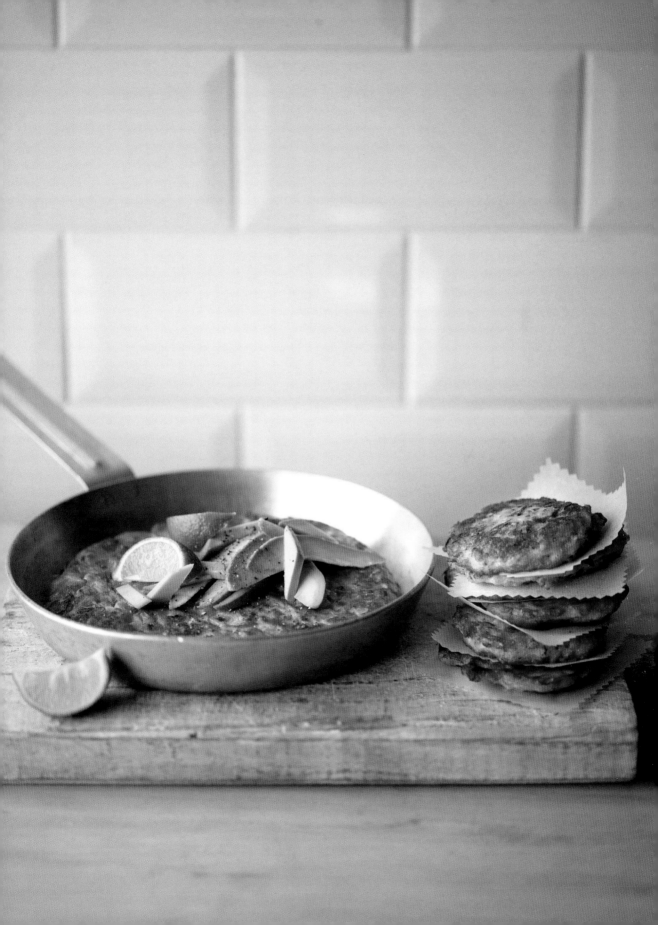

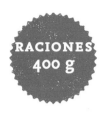

**RACIONES 400 g**

### INGREDIENTES

400 g de anacardos
2 cdas. de aceite de oliva
   o de nuez
2 cdtas. de comino molido
1 ½ cdta. de pimentón ahumado

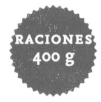

**RACIONES 400 g**

### INGREDIENTES

400 g de cacahuetes sin sal
4 cdtas. de wasabi en polvo
2 cdas. de aceite de oliva

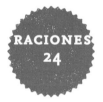

**RACIONES 24**

### INGREDIENTES

3 tortillas mexicanas pequeñas
un poco de aceite de oliva
   en espray
2 cdtas. de comino molido
1 cdta. de pimentón ahumado
1 cdta. de sal de apio

# ANACARDOS ESPECIADOS

### PREPARACIÓN

Precalienta el horno a 190 °C (si tiene ventilador a 170 °C, horno de gas 5).

Mezcla todos los ingredientes, luego coloca los anacardos en la bandeja del horno y hornéalos durante 12 o 15 minutos hasta que te queden crujientes y hayan cogido un poco de color. Sácalos del horno y espolvorea un poco de sal por encima. Podrás conservar estos anacardos especiados hasta 5 días si los guardas en un recipiente con cierre hermético.

# CACAHUETES AL WASABI

### PREPARACIÓN

Precalienta el horno a 190 °C (si tiene ventilador a 170 °C, horno de gas 5).

Mezcla todos los ingredientes, luego coloca los cacahuetes en la bandeja del horno y hornéalos durante 12 o 15 minutos hasta que te queden crujientes y hayan cogido un poco de color. Sácalos del horno y espolvoréales un poco de sal. Podrás conservar los cacahuetes al wasabi hasta 4 días en un recipiente con cierre hermético.

# NACHOS PICANTES

### PREPARACIÓN

Precalienta el horno a 170 °C (si tiene ventilador a 150 °C, horno de gas 3).

Ve cogiendo las tortillas una a una y rocíalas con un poco de aceite en espray. Corta las tortillas en cuartos, luego corta cada cuarto por la mitad para conseguir 8 triángulos. Coloca todos los triángulos que puedas en la bandeja del horno (quizá tengas que utilizar dos bandejas o hacer los nachos en dos veces).

Mezcla bien las especias y la sal, luego espolvorea la mezcla sobre los nachos. Hornéalos durante 6 o 7 minutos hasta que estén ligeramente dorados y crujientes.

### ★ CONSEJO

Los frutos secos son fantásticos para cualquier fiesta, ¡y mucho más sanos que las patatas fritas! Pero continúan siendo un capricho, así que no te emociones. Te recomiendo una ración de entre 20 y 30 g, y no más de una vez al día.

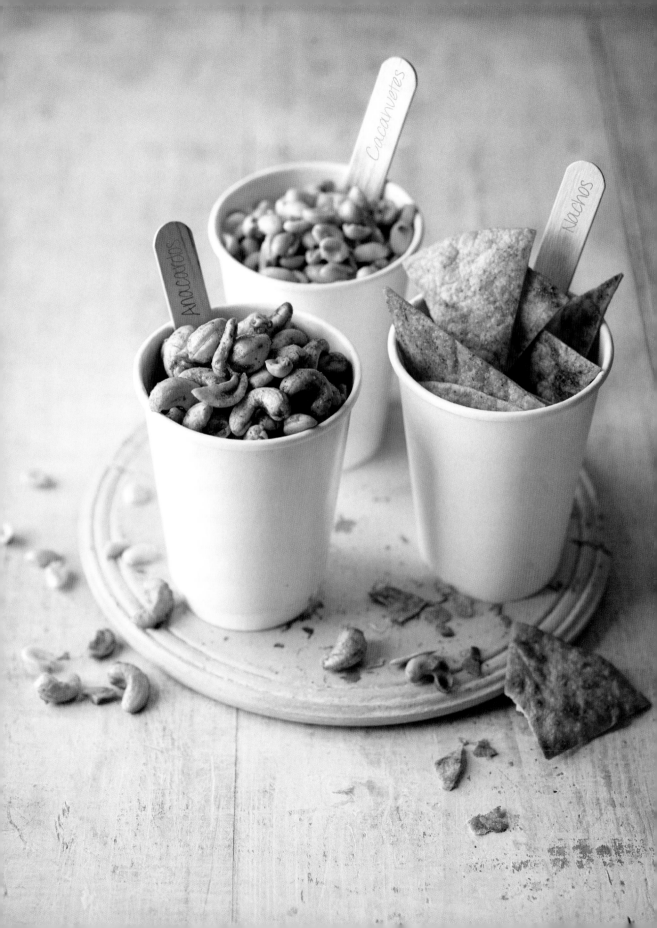

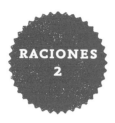

## SE PUEDE PREPARAR CON ANTELACIÓN

### INGREDIENTES

2 cabezas de brócoli divididas
 en ramilletes

4 cdas. de piñones

3 cdas. de parmesano rallado
 bien fino

2 manojos de albahaca, solo las
 hojas

1 diente de ajo picado

el zumo y la ralladura de 1 limón

75 ml de aceite de oliva

sal y pimienta

verduras picadas y crudas
 para servir

# PESTO DE ARBOLITOS ENANOS Y PIÑONES

Este es un tentempié fantástico que podrás conservar en la nevera hasta 3 días en un recipiente con cierre hermético. También lo puedes preparar con otros vegetales, como col kale o espinacas. A mí me gusta comerlo con coliflor picada, zanahoria y pepino.

### PREPARACIÓN

Pon a hervir agua en una cacerola. Mete los ramilletes de brócoli y deja que hiervan 1 minuto. Escúrrelos en un colador y aclálralos con agua fría.

Mete el brócoli en una batidora y añade los piñones, el parmesano, la albahaca, el ajo, el zumo y la ralladura de limón y el aceite de oliva. Sazona generosamente con sal y pimienta y bátelo todo junto hasta que te quede bien suave.

Sirve el pesto acompañado de verduras crudas picadas.

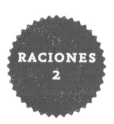

### INGREDIENTES

180 g de crema de queso

2 cdas. de cebolletas picadas

2 cdas. de estragón picado

2 cdas. de albahaca picada

1 diente de ajo pequeño cortado
 en rodajas muy finas

6 tomates secos picados

50 g de nueces picadas

bastoncitos de apio, zanahoria
 y pepino para servir

# CREMA DE QUESO A LAS FINAS HIERBAS

Este es el tentempié perfecto para los amantes del queso, y la combinación de hierbas frescas que se utiliza para prepararlo no falla nunca. Lo puedes hacer a mano si no tienes picadora, solo te llevará un poco más de tiempo.

### PREPARACIÓN

Mete todos los ingredientes menos las nueces y los bastoncitos de verdura en una picadora junto con dos cucharadas soperas de agua caliente. Bátelos hasta obtener una pasta suave.

Vierte el pesto en un cuenco, ponle las nueces por encima y cómetelo untando las bastoncitos de apio, zanahoria y pepino.

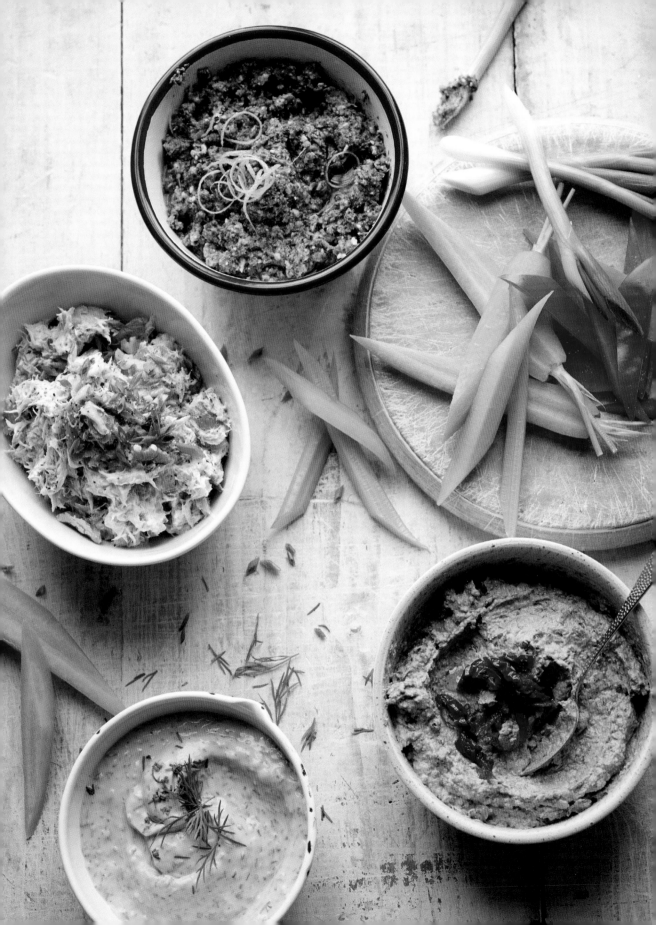

# PATÉ DE CABALLA AHUMADA

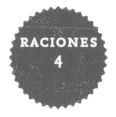

**RACIONES 4**

## INGREDIENTES

300 g de caballa ahumada
75 g de crema fresca
el zumo de 1 limón
pimienta negra recién molida
unas cuantas cebolletas cortadas
    en rodajas finas
35 g de nueces troceadas
zanahoria picada, racimos de
    coliflor y pimiento rojo cortado
    en rodajas para servir

Los ramilletes de coliflor cruda están buenísimos con este paté, que se puede conservar hasta 4 días en la nevera si lo guardas en un recipiente con cierre hermético.

### PREPARACIÓN

Quítale la piel a la caballa y desmenuza el pescado en trozos pequeños con los dedos. Añade la crema fresca y el zumo de limón junto con un buen puñado de pimienta molida. Utiliza un tenedor para mezclarlo y aplastarlo todo hasta que estés contento con la consistencia del paté; a mí me gusta que tenga un poco de textura.

Añade las cebolletas y ponle las nueces por encima. Sírvelo acompañado de las zanahorias, la coliflor y el pimiento rojo.

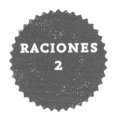

**RACIONES 2**

# SALSA DE AGUACATE CON BASTONCITOS

Si te gusta el aguacate, esta salsa cremosa te va a fascinar. Solo tardarás unos 5 minutos en prepararla y está repleta de grasas saludables que te aportarán un montón de energía.

## INGREDIENTES

1 aguacate grande troceado
245 g de yogur griego entero
el zumo de 1 limón
1 diente de ajo rallado o bien picado
un puñado pequeño de cebolletas bien picadas
un puñado pequeño de eneldo bien picado
un puñado pequeño de perejil bien picado
sal y pimienta
6 bastoncitos de apio grandes para servir

## PREPARACIÓN

Mete el aguacate en una picadora. Añade el yogur, el zumo de limón, el ajo, las cebolletas, el eneldo y el perejil. Sazona con sal y pimienta y pícalo todo hasta obtener una pasta suave.

Sirve la salsa de aguacate acompañada de los bastoncitos de apio.

### ★ CONSEJO
### IDEAS PARA LOS TENTEMPIÉS

**Si no tienes tiempo de prepararte un refrigerio, aquí tienes unas cuantas ideas para sustituirlos:**

- ★ Una cucharada de proteína de suero de leche con agua.
- ★ Entre 20 y 30 nueces.
- ★ 85 g de cecina de ternera.
- ★ Un huevo hervido.
- ★ Entre 75 y 100 g de fruta (melón, arándanos, fresas, moras, manzana o pera). Por favor, no comas más de una ración de fruta al día e intenta no tomarla más de unas pocas veces a la semana, porque te impedirá quemar grasas.

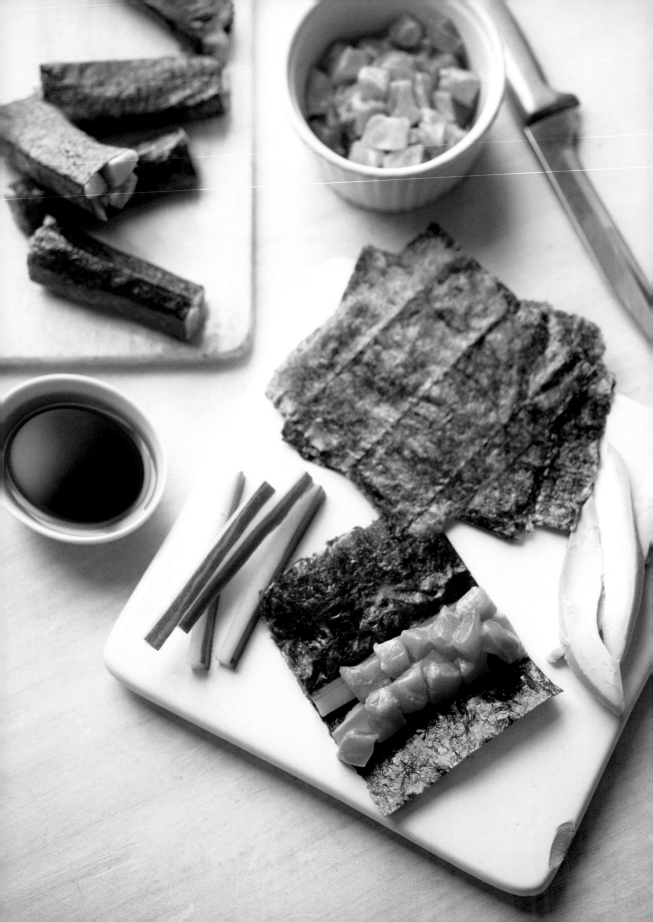

# ROLLITO DE SALMÓN Y AGUACATE

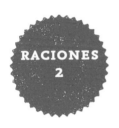

**RACIONES 2**

## INGREDIENTES

400 g de salmón crudo cortado
en dados de 1 cm o más
pequeños si puedes

1 cm de jengibre bien rallado

1 ½ cda. de salsa de soja light

2 cdtas. de aceite de sésamo

2 cdtas. de vinagre de vino
de arroz

1 aguacate cortado por la mitad
y pelado

2 hojas de alga nori grandes
(de unos 20 cm por 20 cm)

¼ de pepino despepitado
y cortado en 8 bastones

Este es otro gran tentempié rico en grasas saludables. Este plato es tan impresionante que podrías servirlo como entrante en cualquier cena. Solo tienes que asegurarte de comprar el pescado más fresco que tenga tu pescadero, explícale que te lo vas a comer crudo. Cualquier persona que tenga un sistema inmunitario delicado debería evitar comer pescado crudo, y las mujeres embarazadas también.

## PREPARACIÓN

Coloca el salmón, el jengibre, la salsa de soja, el aceite de sésamo y el vinagre en un cuenco y mézclalo todo bien.

Corta cada medio aguacate en 4 lonchas, así tendrás 8 lonchas de aguacate.

Corta las hojas de alga nori en 4 cuadrados iguales.

Extiende los cuadrados de alga nori y coloca una loncha de aguacate en medio de cada uno, luego pon un bastón de pepino al lado. Divide la mezcla del salmón a partes iguales encima de los cuadrados de alga nori y extiéndela por encima del aguacate y el pepino.

Mójate el dedo con agua y humedece el borde de los cuadraditos de alga nori para que se peguen.

Enrolla las algas y prepárate para disfrutar de una experiencia gastronómica de lo más zen.

# BROWNIES PROTEICOS DE REMOLACHA

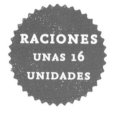

**RACIONES UNAS 16 UNIDADES**

## RECETA LARGA

### INGREDIENTES

2 remolachas peladas y cocinadas (unos 140 g), troceadas

150 g de almendra molida

120 g de puré de castaña

30 g de cacao en polvo

45 g de miel

1 cucharada (30 g) de proteína en polvo con sabor a vainilla

2 cdas. de extracto de vainilla

4 huevos

No quería publicar un libro que no contuviera algunos caprichos dulces. Estos están buenísimos, y son mucho más saludables que los brownies que te comes normalmente. Pero solo son para comer de vez en cuando, no para cada día. Te puedes comer un trozo una vez a la semana después de una buena sesión de ejercicio. Tardarás 30 minutos en prepararlos, en lugar de los 15 minutos habituales, pero, oye, ¡tienes que ganarte tus caprichos!

## PREPARACIÓN

Precalienta el horno a 180 °C (si tiene ventilador a 160 °C, horno de gas 4).

Mete todos los ingredientes en una picadora y tritúralos hasta que obtengas una masa suave.

Vierte la masa en una bandeja para hacer *brownies* (de unos 28 x 15 cm) y hornéala durante 18 minutos.

Retira los brownies del horno y déjalos enfriar un poco antes de cortarlos en cuadrados y engullirlos.

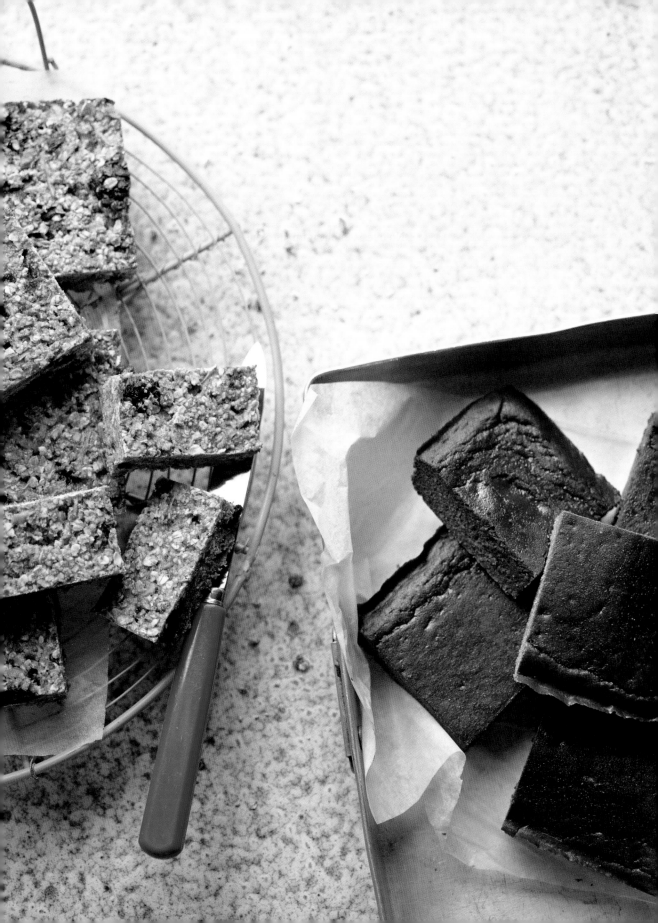

# CUADRADITOS ENERGÉTICOS POST-ENTRENAMIENTO

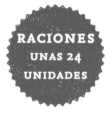

**RACIONES**
UNAS 24
UNIDADES

RECETA LARGA

SE PUEDE PREPARAR CON ANTELACIÓN

## INGREDIENTES

12 dátiles deshuesados

100 g de tortitas de arroz

220 g de copos de avena

1 cucharada (30 g) de proteína en polvo con sabor a vainilla

2 manzanas, quítales el corazón y rállalas

½ cda. de levadura

100 g de cerezas secas cortadas por la mitad

Aquí tienes otro capricho delicioso que se puede preparar en media hora. Pero no olvides que no los puedes comer cada día. Disfruta de ellos, como mucho, una vez a la semana y compártelos con tus amigos, ¡así no te zamparás los 24 tú solito! Tampoco tienes excusa para comértelos de golpe para que no se echen a perder, porque se conservarán durante 5 días si los guardas en un recipiente hermético.

## PREPARACIÓN

Precalienta el horno a 160 ºC (si tiene ventilador a 140 ºC, horno de gas 3).

Pon a calentar el hervidor de agua. Cubre los dátiles con agua hirviendo y déjalos en remojo durante 5 minutos.

Tritura las tortitas de arroz con la picadora hasta que se hayan desmenuzado en trozos muy pequeños. Mete las migas en un cuenco grande.

Escurre los dátiles, tritúralos bien en la picadora y métrelos en el cuenco con el resto de los ingredientes. Mézclalo todo hasta que todo esté bien integrado (la mezcla puede quedar un poco dura, tal vez necesites amasarla con las manos).

Vierte la masa en una bandeja para hacer *brownies* (de unos 28 x 15 cm) y hornéala durante 25 minutos. Déjala enfriar antes de cortarla en cuadraditos.

# EL MUESLI DE JOE

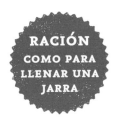

**RACIÓN**
COMO PARA LLENAR UNA JARRA

**RECETA LARGA**

**SE PUEDE PREPARAR CON ANTELACIÓN**

## INGREDIENTES

175 g de frutos secos variados
(a mí me gustan los anacardos,
las nueces pecanas, las nueces
y las almendras)
1 cdta. de canela molida
1 manzana, quítale el corazón
y rállala, con la piel y todo
150 g de copos de avena
20 g de miel
40 g de pasas

¿Por qué ibas a comprar muesli procesado lleno de azúcar cuando, en solo media hora, te puedes preparar una versión casera mucho más saludable? Está buenísima acompañada de un poco de yogur griego y bayas frescas para desayunar. Pero no lo tomes cada día. No hay nada mejor que desayunar huevos.

## PREPARACIÓN

Precalienta el horno a 180 °C (si tiene ventilador a 160 °C, horno de gas 4).

Mezcla todos los ingredientes excepto las pasas en un cuenco grande, luego viértelos en una bandeja de horno grande y espárcelos bien.

Hornéalos durante 25 minutos: saca la bandeja un par de veces y remuévelo todo para que el muesli se tueste por todas partes.

Saca la bandeja del horno y deja que se enfríe antes de añadirle las pasas al muesli. Puedes conservarlo durante 2 días si lo guardas en un recipiente con un buen cierre, aunque apuesto a que no durará tanto.

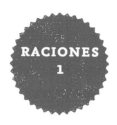

## RECETA LARGA

## INGREDIENTES

100 g de arroz bomba
500 ml de leche de almendra
1 cdta. de miel
1 cda. (30 g) de proteína
    en polvo con sabor a vainilla

# EL PUDIN DE PROTEÍNAS DE JOE

Si eres goloso, este es un buen refrigerio del que podrás disfrutar después de tu sesión de ejercicios, en particular si le añades algunas bayas frescas. Necesitarás una media hora para prepararlo.

## PREPARACIÓN

Mete el arroz, la leche de almendra, la miel y 150 ml de agua en una sartén. Lleva a ebullición y deja que hierva a fuego lento durante 20 o 25 minutos sin dejar de remover, en especial al final, cuando la masa se ponga cremosa y pegajosa.

Retíralo del fuego y déjalo enfriar un poco antes de agregarle la proteína en polvo. No añadas la proteína en polvo cuando la sartén esté en el fuego porque se cocerá y saldrán grumos.

Cómete el pudin directamente. O, si le quieres dar un buen toque final, colócalo en una bandeja de horno y métela bajo el grill hasta que se dore por encima y quede ligeramente crujiente.

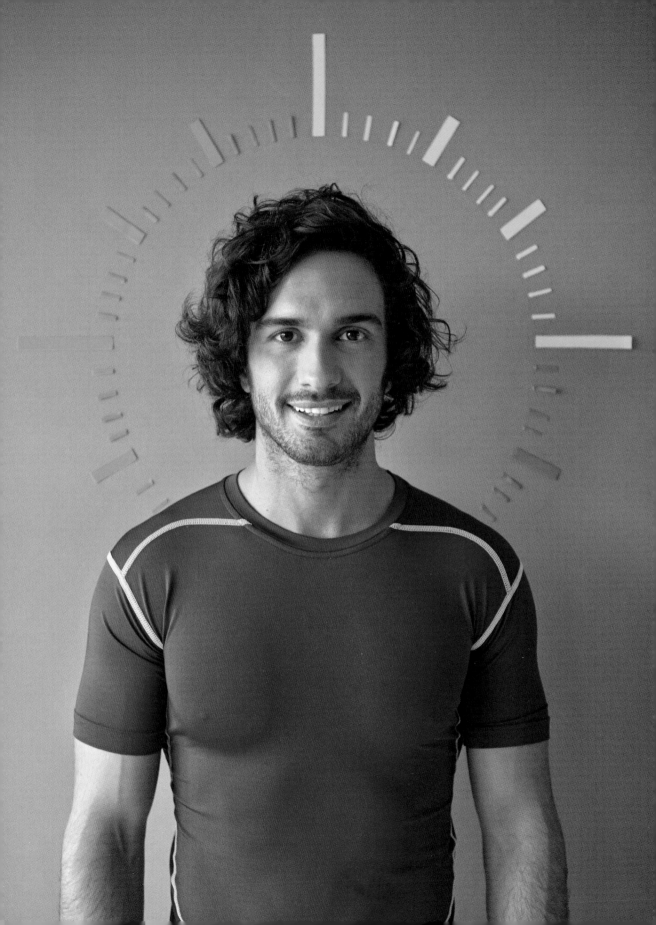

# CUPCAKES DE PLÁTANO Y NUECES PECANAS

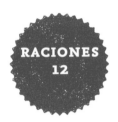

**RACIONES 12**

RECETA LARGA

SE PUEDE PREPARAR CON ANTELACIÓN

## INGREDIENTES

100 g de nueces pecanas y 12 más para decorar

70 g de puré de castañas

3 plátanos muy maduros pelados y troceados (necesitarás como 190 g de pulpa)

30 g de miel

1 cda. (30 g) de proteína en polvo con sabor a vainilla

2 cdas. de extracto de vainilla

50 g de almendra molida

4 huevos

12 cdtas. de crema fresca

Estas magdalenas están listas al cabo de 20 minutos. Son mi capricho preferido y resultan bastante adictivas, así que no olvides que no debes comer demasiadas. No quemarás grasas si las comes cada día, así que resérvalas para cuando quieras darte un capricho especial o prepáralas cuando tengas alguna fiesta. Cuanto más negro esté el plátano, mejor (en serio, te servirá aunque esté completamente oscuro).

## PREPARACIÓN

Precalienta el horno a 190 °C (si tiene ventilador a 170 °C, horno de gas 5), y prepara una bandeja para hacer magdalenas de 12 agujeros con sus respectivos papelitos.

Mete todos los ingredientes en la picadora, excepto las nueces que tienes para decorar y la crema fresca; tritúralos hasta que te quede una masa suave.

Divide la masa de forma equitativa en los distintos huecos de la bandeja y hornea las magdalenas durante 18 minutos o hasta que hayan subido y se doren por encima.

Déjalas enfriar y luego decóralas con una cucharadita de café de crema fresca y una nuez pecana.

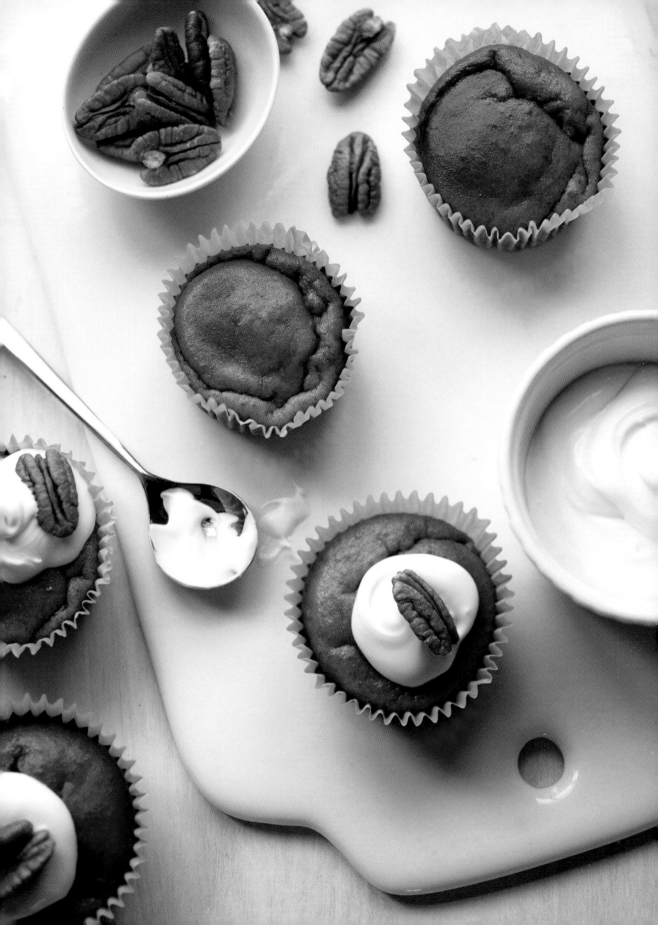

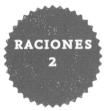

**RACIONES 2**

## RECETA LARGA
(es rápida de hacer, pero tiene que estar 4 horas en el congelador)

## SE PUEDE PREPARAR CON ANTELACIÓN

## INGREDIENTES
4 plátanos pelados y cortados en trozos más o menos similares
1 cda. de mantequilla de almendra
50 ml de leche de almendra
1 cucharada (30 g) de proteína en polvo con sabor a vainilla
almendras tostadas para decorar (opcional)

# FALSO HELADO DE PLÁTANO Y ALMENDRAS

Me encanta el helado y he querido compartir esta receta tan saludable contigo. Puedes ponerle otras frutas, como fresas o moras; así le darás otro sabor.

## PREPARACIÓN
Coloca una hoja de papel de horno sobre una bandeja y reparte los trozos de plátano por encima. Mete la bandeja en el congelador durante 4 horas como mínimo o hasta que estén completamente sólidos.

Mete los plátanos congelados en una trituradora junto con la mantequilla de almendra, la leche de almendra y la proteína en polvo; luego bátelo todo hasta que quede bien suave.

Sirve el helado y decóralo con las almendras tostadas, si decides utilizarlas.

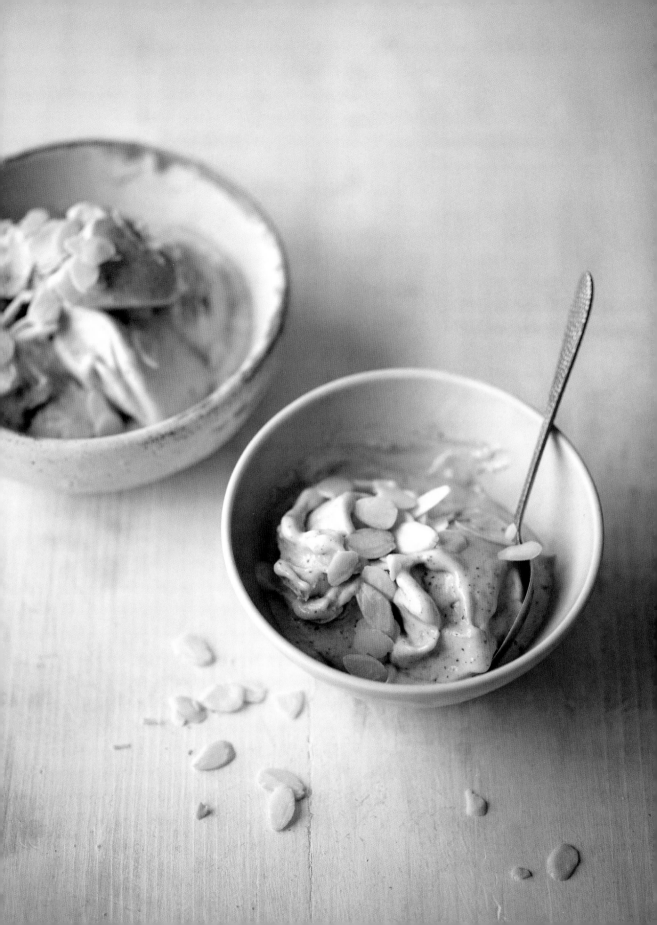

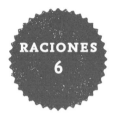

**RACIONES**
6

RECETA LARGA

SE PUEDE PREPARAR
CON ANTELACIÓN

INGREDIENTES

120 g de dátiles deshuesados

125 g de puré de castañas

10 g de cacao en polvo, y un poco
más para espolvorearlo por
encima

100 g de almendras molidas

100 g de chocolate (85 % de cacao)
fundido

2 cucharadas de proteína en
polvo con sabor a vainilla

4 huevos

el zumo y la ralladura de una
naranja

# BIZCOCHO PROTEICO DE CHOCOLATE Y ALMENDRAS

Bueno, no puedo fingir que esta tarta sea particularmente saludable, pero todo el mundo necesita darse un capricho de vez en cuando (y, dentro de lo que son los caprichos, ¡este está lleno de bondades nutricionales!). Cuanto mayor sea el porcentaje de cacao que contenga el bizcocho, más bueno será para ti; yo lo he hecho con cacao del 85%. Y si no tienes puré de castañas, puedes sustituirlo por mantequilla de almendras. Tardarás 30 minutos en preparar este bizcocho.

## PREPARACIÓN

Precalienta el horno a 180 °C (si tiene ventilador a 160 °C, horno de gas 4) y forra un molde para pasteles de 23 cm con papel de horno.

Enciende el hervidor eléctrico. Vierte 150 ml de agua hirviendo sobre los dátiles y déjalos en remojo durante 5 minutos.

Mete los dátiles remojados y el agua en una picadora y tritúralos bien. Luego añade el resto de los ingredientes y sigue triturando hasta conseguir una masa suave.

Vierte la masa en el molde que tienes preparado y hornéala durante 20 minutos. El bizcocho subirá mientras esté en el horno, pero bajará cuando se enfríe.

Saca la tarta del molde, espolvorea con el resto del cacao en polvo… y vete al gimnasio a hacer una buena sesión de ejercicio para poder disfrutar de tu capricho como es debido.

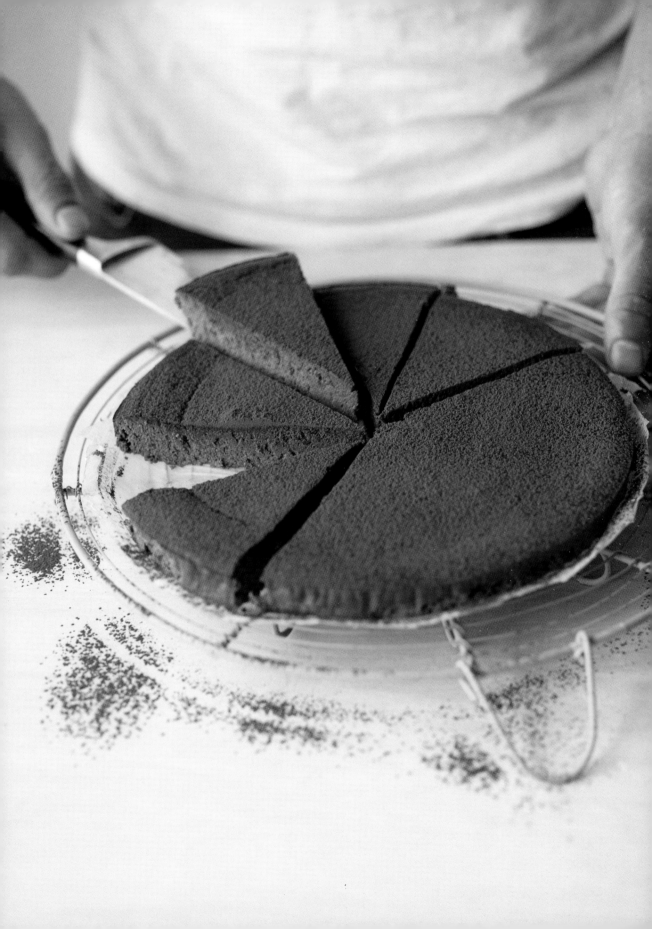

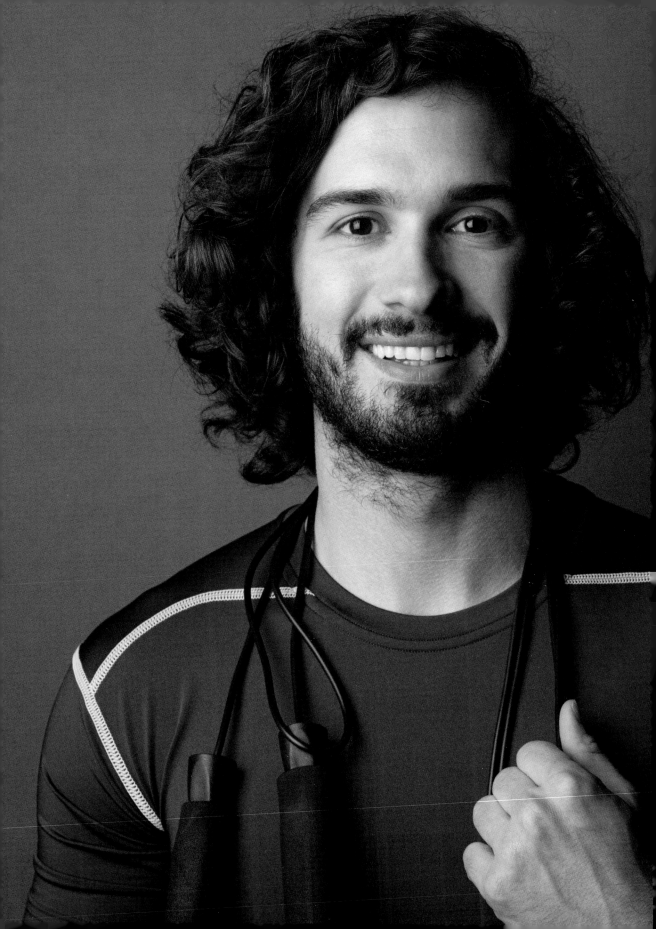

# 6

## QUEMA GRASA Y FORTALECE LOS MÚSCULOS CON EL HIIT (*HIGH INTENSITY INTERVAL TRAINING*)

# INTERVALOS DE EJERCICIO DE ALTA INTENSIDAD

El HIIT es el método de entrenamiento más efectivo para quemar grasas. Puede que suene un poco siniestro, pero no lo es, y todo se ajusta a tu estado de forma y a tus capacidades. Todos los participantes de mi plan Modifícate, Moldéate y Mantente en 90 Días, independientemente de su edad o de su estado de forma, practican este método y obtienen resultados increíbles. No solo te ayuda a quemar rápido las grasas, también te pone en forma mejorando muchísimo tu salud cardiovascular. Tendrás que esforzarte al máximo en cada sesión, pero la buena noticia es que te sentirás como un ganador después de cada entrenamiento. Y cuando empieces a darte cuenta de que la grasa de tu cuerpo desaparece, habrá merecido la pena.

## ¿EN QUÉ CONSISTE?

El HIIT consiste en periodos cortos de máximo esfuerzo seguidos de periodos de recuperación, que pueden ser momentos de actividad de baja intensidad o de descanso, por ejemplo: 20 segundos de ejercicio seguidos de 40 segundos de descanso. Solo tienes que repetirlo durante 15 o 20 minutos y ya está. Trabajo hecho. ¡Hasta nunca, grasa corporal!

Como he dicho, todo depende de tu estado de forma. Pongamos como ejemplo la cinta para correr: si eres principiante, el HIIT podría consistir en caminar por una cuesta o una carrera suave; si estás mucho más en forma, entonces podría consistir en un *sprint*. El objetivo es elevar la velocidad de tu corazón hasta llegar casi al máximo durante esas sesiones de ejercicio intensas y luego dejar que se recupere en los periodos de descanso.

Al contrario que las sesiones de cardio de baja intensidad, como una carrera constante, que solo queman calorías mientras te estás ejercitando, el HIIT te ayuda a quemar calorías hasta 18 horas después. Esto se conoce como el efecto postejercicio, y significa que tu cuerpo se está esforzando para reponer la falta de oxígeno de tu sistema hasta llevarlo a un estado de descanso. Durante ese tiempo, tu ritmo metabólico aumenta y tu cuerpo quema más calorías y, por lo tanto, más grasas. Cuanto más intensa sea la sesión de ejercicio, más oxígeno consumirás, por eso tienes que intentar esforzarte siempre al máximo. Lo primero que tienes que hacer es pedirle al doctor que te haga un chequeo para asegurarte de que no tienes ningún problema de salud. Si puedes hablar, enviar un mensaje de texto o colgar un tuit mientras estás en pleno HIIT, significa que no te estás esforzando lo suficiente. Así que ponte en situación, concéntrate ¡y entrena como un superhéroe!

> Ponte en situación, concéntrate ¡y entrena como un superhéroe!

# ¿CÓMO LO HAGO?

Los principios del HIIT se pueden aplicar a cualquier máquina de cardio, como la cinta de correr, el *cross-trainer*, la máquina de remo o la bicicleta estática, o también a los ejercicios como los *burpees*, los escaladores, saltar o correr.

Elige un ejercicio o una combinación de ejercicios que te vayan bien y representen un desafío para ti. Puedes hacer la misma clase de HIIT cada vez o irlos cambiando, por ejemplo, utilizar la máquina de remo un día y luego el *cross-trainer* al día siguiente. Mientras te estés entrenando con intensidad y disfrutes del ejercicio, todo vale.

## CALENTAMIENTO

Siempre tienes que hacer una rutina de calentamiento antes de empezar tu HIIT. Por ejemplo, si vas a esprintar en la cinta de correr, te recomiendo que camines a paso rápido o eches una carrerita suave antes de empezar a esprintar. El objetivo del calentamiento es preparar los músculos y las articulaciones para el ejercicio que estás a punto de hacer. Es muy importante para evitar lesiones y asegurarte de que sacas el máximo partido a tus ejercicios, ¡así que no seas travieso y no te saltes el calentamiento!

## ENTRENAMIENTO

Después de calentar ya puedes empezar con el HIIT. Yo creo que el protocolo más efectivo es una proporción de esfuerzo/recuperación de 1:2, es decir, que descansas el doble de tiempo del que te ejercitas. Esto te permite sacarle el máximo rendimiento al ejercicio y recuperarte bien.

POR EJEMPLO

    Periodo de esfuerzo de 20 segundos
    Seguido de un periodo de recuperación de 40 segundos

O

    Periodo de esfuerzo de 30 segundos
    Seguido de un periodo de recuperación de 45 o 60 segundos

Debes hacer el esfuerzo en los periodos de ejercicio, así que elige los tiempos que te vayan mejor. Durante los periodos de recuperación podrás elegir: o reduces el ritmo o paras del todo. Tienes que repetirlo durante 15 o 20 minutos. Puede que no te parezca mucho, pero confía en mí, es lo suficiente como para crear un déficit de calorías. Y si te alimentas con los macronutrientes adecuados, empezarás a ver cómo tu cuerpo se transforma. Recuerda que NO es necesario entrenar más de la cuenta,

> HAZ UNA SESIÓN, HAZLA BIEN, ¡Y NO QUERRÁS REPETIRLA!

no te emociones y hagas dos sesiones de HIIT al día. En realidad, eso podría ser contraproducente para tu pérdida de grasa. Haz una sesión, hazla bien, ¡y no querrás repetirla!

A continuación, encontrarás dos sesiones de ejercicios para que las pruebes en casa. Te recomiendo que hagas las dos sesiones un par de veces a la semana (o sea, cuatro en total), luego puedes añadir una sesión de HIIT extra si te apetece.

# ENTRENAMIENTO 1: HIIT DE CARDIO

Esta sesión consiste en tres ejercicios que sin duda aumentarán tus pulsaciones y la capacidad para quemar grasas de tu cuerpo. No necesitas equipo de ninguna clase y requieren muy poco espacio, así que los puedes hacer en el jardín o en el salón.

1. **Carrera con las rodillas por encima de la cadera**

2. **Escaladores**

3. *Burpees*

1. **20 segundos de carrera con las rodillas por encima de la cadera**

   40 segundos de recuperación

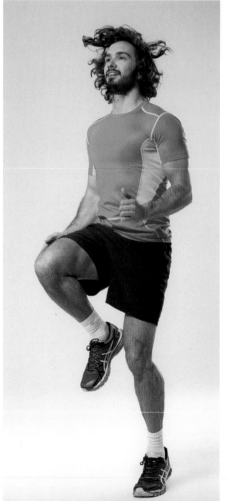
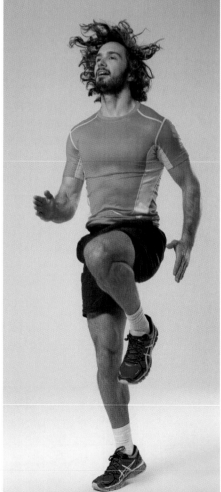

**2.** 20 segundos de escaladores

40 segundos de recuperación

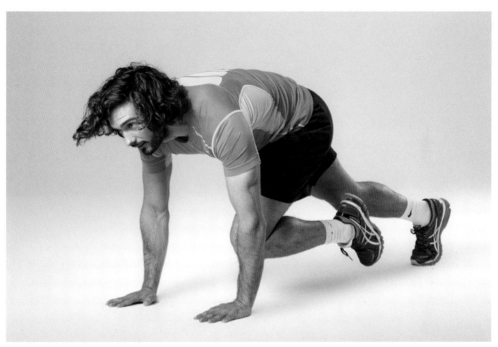

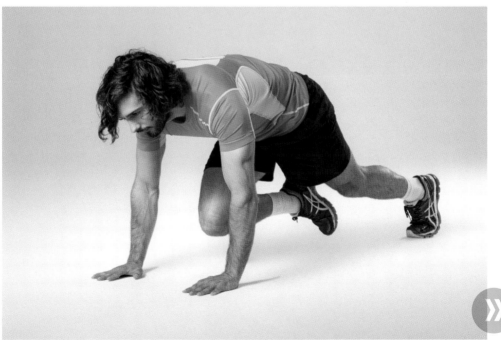

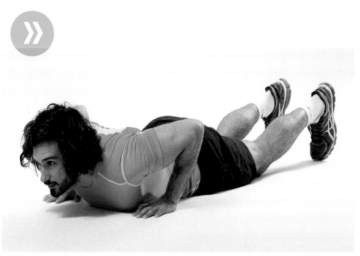

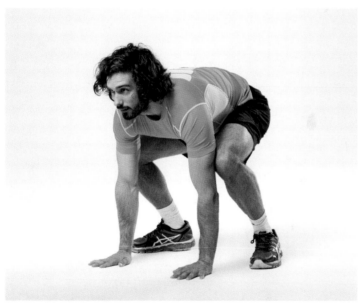

**3.** 20 segundos de *burpees*

40 segundos de recuperación

Repite este circuito 5 veces.
Si te resulta demasiado sencillo,
ejercítate durante 30 segundos
y descansa otros 30.

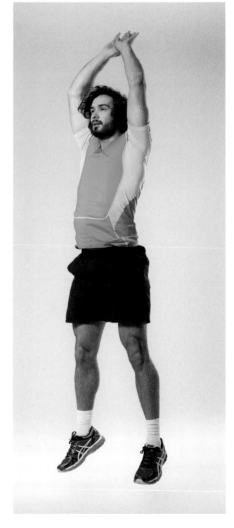

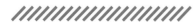

## Enfriarse

Enfriarse es muy importante para los músculos y las articulaciones. Camina tranquilamente o pedalea un poco hasta que tu corazón vuelva a su ritmo normal. Hacer algunos estiramientos te puede ayudar a reducir el dolor muscular. Puede que tengas agujetas después de tus primeras sesiones. Eso es completamente normal y dura entre 24 y 72 horas. No te preocupes, desaparecerán. Solo es la forma que tiene tu cuerpo de decirte que has entrenado duro, y te recompensará poniéndose más fuerte y firme.

## ¿Cuándo lo practico?

El HIIT de cardio es efectivo a cualquier hora del día, por eso yo siempre recomiendo que cada cual lo haga cuando tenga más energía. Podría ser por la mañana antes de ir a trabajar o a última hora de la tarde. Recuerda que es tu oportunidad de ganarte los carbohidratos postentrenamiento.

## ¿Con qué frecuencia lo practico?

Tu objetivo debería consistir en practicar una sesión de HIIT unas 4 o 5 veces por semana para lograr unos buenos resultados. Si no puedes ejercitarte tantas veces por semana, no pasa nada, haz lo que puedas y mantén una rutina. Pero recuerda que los días de descanso tendrás que comer 3 platos del menú bajo en carbohidratos, y que si les quieres hincar el diente a esos carbohidratos tendrás que encontrar tiempo para practicar una sesión rápida de HIIT.

Buena suerte con tus ejercicios. Recuerda esforzarte al máximo para ir progresando semana tras semana: eso puede significar ir medio kilómetro por hora más rápido cada semana en la cinta de correr o aumentar el peso de tus mancuernas 1 kg cada semana. El progreso significa fuerza, y eso es exactamente lo que conseguirás: un cuerpo fuerte y firme. Sé paciente y constante. Roma no se construyó en un solo día.

> ❝ Sé paciente y constante ❞

# ENTRENAMIENTO 2: HIIT DE RESISTENCIA

Para hacer esta sesión de ejercicios en la que utilizarás todo el cuerpo, necesitarás más tiempo que para hacer el HIIT de cardio, porque no solo se va a centrar en elevar el ritmo de tu corazón, sino también en aumentar tu masa muscular mediante una serie de ejercicios de resistencia. Al aumentar tu masa muscular, subirá tu ritmo metabólico, que significa que quemarás todavía más grasa y que podrás comer más a medida que te vayas poniendo en forma.

Lo único que necesitas es un juego de mancuernas para potenciar la resistencia y una esterilla para hacer ejercicios. Si eres principiante, empieza con pesos ligeros y ve aumentándolos a medida que te vayas sintiendo más fuerte. Se trata de repetir los ejercicios siguientes siguiendo un circuito y de hacer todas las repeticiones que puedas en 30 segundos. Luego descansa durante 45 segundos entre cada ejercicio. A medida que te vayas sintiendo más en forma y más fuerte, puedes reducir el tiempo de descanso a 30 segundos o aumentar el número total de rondas y hacer 5 repeticiones de todo el circuito.

1. Flexiones con mancuernas
2. Sentadillas con mancuernas
3. Presa de hombros con mancuernas
4. Estocadas con mancuernas
5. Flexiones de bíceps con mancuernas

**1.** **30 segundos de flexiones con mancuernas**
(las puedes hacer de rodillas si lo prefieres)
Descanso de 45 segundos

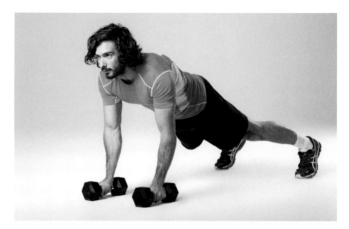

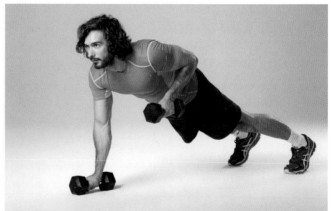

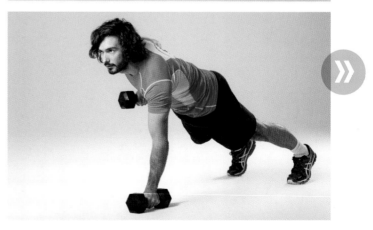

**2.** 30 segundos de
sentadillas con
mancuernas

Descanso
de 45 segundos

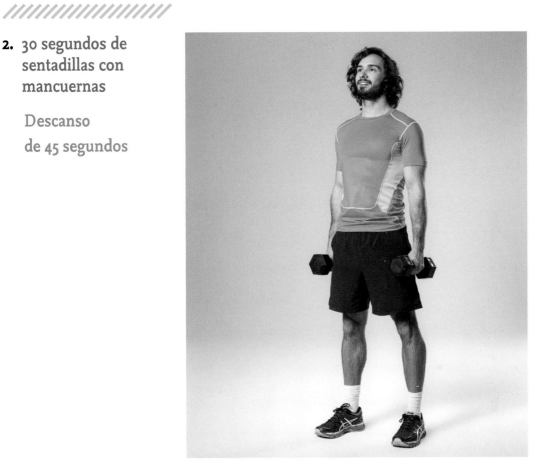

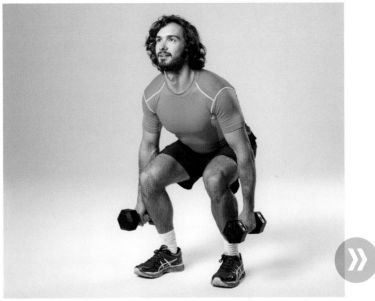

**3.** 30 segundos de prensa de hombros con mancuernas

Descanso de 45 segundos

**4.** 30 segundos de *lunge* con mancuernas

Descanso de 45 segundos

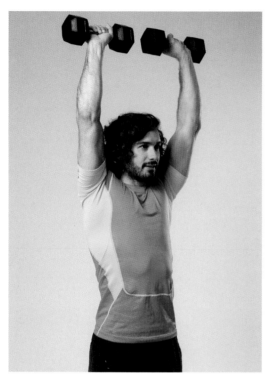

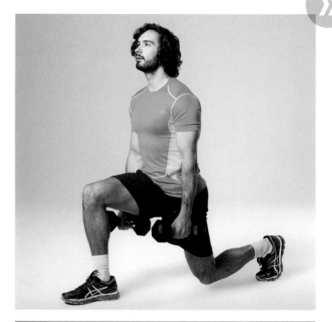

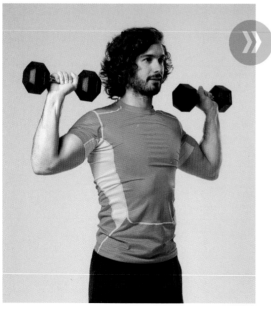

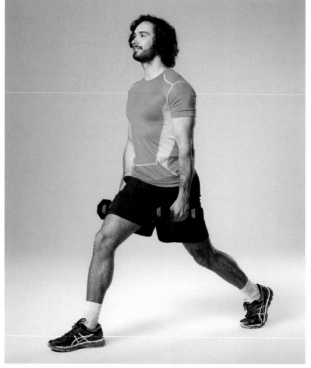

**5.** 30 segundos de flexiones
de bíceps con mancuernas

Descanso de 45 segundos

Repite este circuito entre 3 y 5
veces en función de tu estado
de forma (aproximadamente
30 minutos).

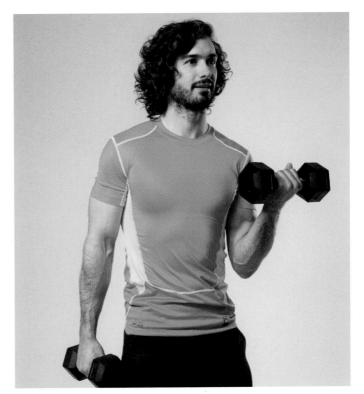

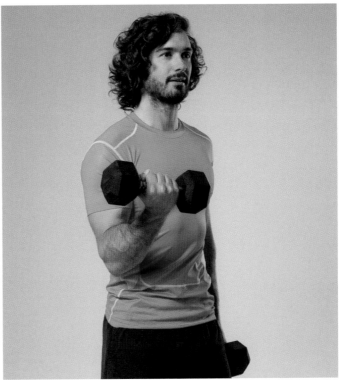

# RESULTADOS:
# MIS GANADORES
# POR FIN
# EN FORMA

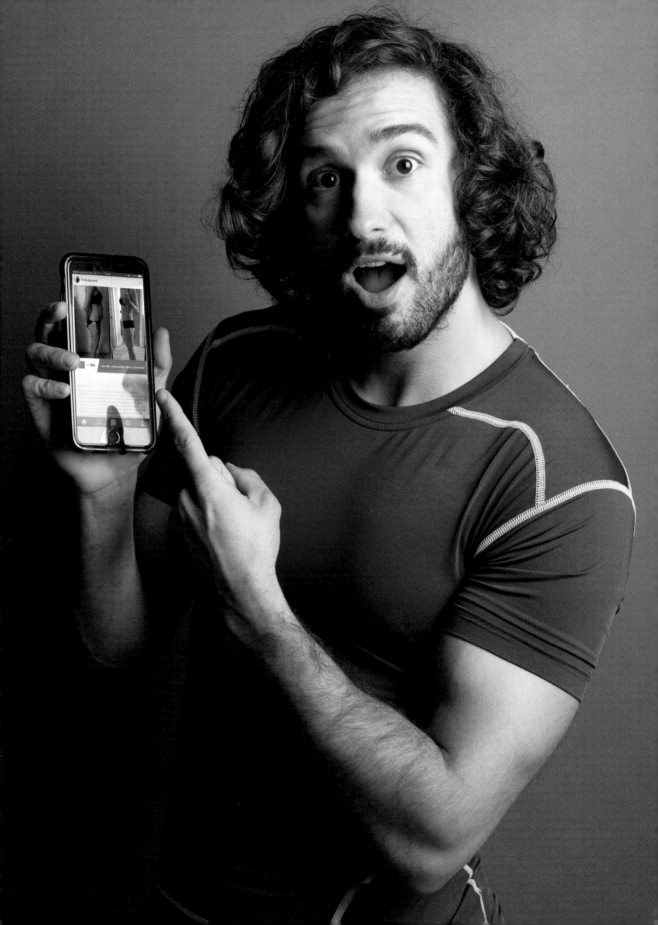

# MIS GANADORES TONIFICADOS

//////////////////////////////////////////////////

Para mí, una de las cosas más gratificantes del plan Modifícate, Moldéate y Mantente en 90 Días es ver las increíbles transformaciones de mis clientes y leer sus testimonios. Los llamo «mis ganadores tonificados». Aunque en realidad nunca llego a conocerlos, estoy orgulloso de todos ellos. No todo el mundo quiere compartir sus experiencias en la Red y muchos prefieren permanecer en el anonimato, pero las fotografías de sus progresos inspiran mucho a otras personas. Las transformaciones diarias que publico en Instagram son uno de los motivos por el que tanta gente se ha apuntado a seguir el plan.

No hay nada mejor que ver a personas de todas las edades, formas y tallas alcanzar sus metas. A menudo, muchos de ellos llevan años luchando contra su sobrepeso con dietas, pero al cabo de 90 días consiguen transformar su cuerpo y su forma de relacionarse con la comida para siempre. Saber que he conseguido educar a alguien y mejorar su salud y su seguridad es lo que me inspira a trabajar incluso más intensamente para ayudar a más personas. Mi plan no se centra solo en perder peso. He ayudado a mejorar su vida a gente con síndrome de colon irritable, diabetes, hipotiroidismo, síndrome de ovario poliquístico y muchas otras enfermedades.

Podría llenar un libro entero con fotografías de transformaciones y de mis héroes graduados, pero por desgracia solo puedo incluir unas cuantas. Si quieres ver a más ganadores tonificados, entra en thebodycoach.co.uk y échale un vistazo a la galería de transformaciones, donde encontrarás a miles de personas que te inspirarán: todas han ganado sus batallas personales y ahora están más en forma y se sienten más fuertes.

Aquí solo hay unas cuantas de las transformaciones del plan (por motivos de privacidad no he incluido ni sus caras ni sus nombres), entre las que se incluyen transformaciones de 4 semanas, de 8 y de 12. Así tendrás una idea más concreta de los resultados que puedes conseguir.

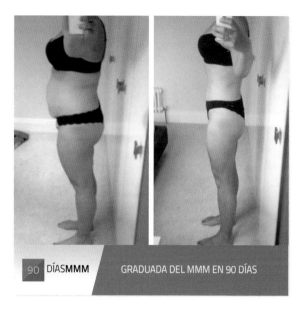

90 DÍAS**MMM**    GRADUADA DEL MMM EN 90 DÍAS

★

«El plan Modifícate, Moldéate y Mantente en 90 días me ha cambiado la vida. La educación que he recibido no tiene precio, ¡y soy incapaz de transmitir con palabras lo recomendable que me parece seguirlo! Por fin siento que tengo el control de mi dieta y de mi entrenamiento. Adoro el gimnasio, y me encanta sentirme llena y satisfecha de alimentos nutritivos y saludables. Me siento inmensamente orgullosa, y esta noche lo celebraré dándome un capricho antes de volver a la carga en el gimnasio por la mañana. Esta soy yo ahora: delgada, sana y feliz.» Sarah

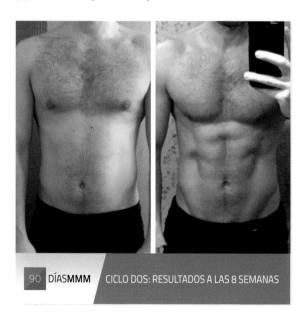

90 DÍAS**MMM**    CICLO DOS: RESULTADOS A LAS 8 SEMANAS

★

«La cantidad de comida era increíble. Me costó un poco acostumbrarme, pero cuando lo hice me resultó muy fácil. Mi cuerpo sigue cambiando para mejor, y estoy muy contento. ¡Ahora estoy mucho más fuerte y me siento genial!» Jason

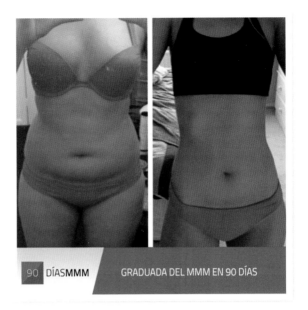

90 DÍASMMM · GRADUADA DEL MMM EN 90 DÍAS

«No puedo creer que el #90dayssplan haya acabado, el tiempo ha pasado volando. Decir que estoy extremadamente encantada con el resultado sería un eufemismo. A finales del año pasado me deprimí mucho. Odiaba mi cuerpo y mi aspecto, y al final decidí armarme de valor y hacer algo al respecto. Tuve algunos imprevistos durante el ciclo tres, por lo que no he podido seguir el plan al 100%, pero siempre intenté compensarlo al día siguiente haciendo una sesión HIIT un poco más intensa. Yo he hecho todas las sesiones de ejercicios en casa, ¡así que no hay excusas que valgan! Gracias por darme la confianza que no había tenido nunca.» Kerry

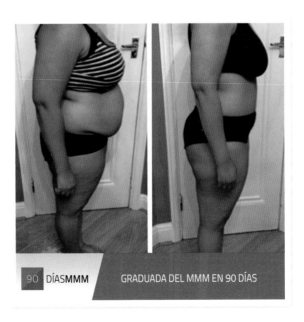

90 DÍASMMM · GRADUADA DEL MMM EN 90 DÍAS

«¡Me alegro tanto de haberme puesto en contacto con Joe! Sinceramente, este hombre me ha cambiado la vida. La verdad es que perdí toda la confianza en mí

misma después de tener a mis hijos, pero, desde que seguí el plan, no solo he recuperado mi autoestima, sino que además me ha ayudado a hacer cosas en mi vida que antes no me atrevía a hacer. Como me siento mejor, mis relaciones personales son más positivas, y puedo jugar con mis hijos sin cansarme. Me siento motivada para seguir adelante. La ayuda de Joe ha sido inestimable y también las palabras de ánimo que me han dedicado otras personas que estaban siguiendo el plan a través de las redes sociales. Lo que Joe explica sobre las grasas saludables y la imagen corporal es muy importante, no importa que quieras perder peso, ganar peso o estar sano; el plan de Joe es una forma de vida, y la energía y la pasión que imprime en lo que hace te anima a escucharlo. Yo he tirado hasta la báscula. ¡Muchas gracias, Joe!» Jihan

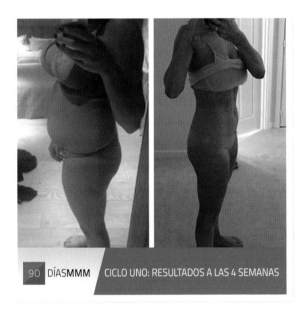

90 DÍASMMM · CICLO UNO: RESULTADOS A LAS 4 SEMANAS

★

«Yo me apunté a seguir el #90dayssplan después de ver los increíbles resultados que consiguió una amiga mía. Había hecho todas las dietas que os podáis imaginar, pero nunca había visto unos resultados como los que conseguí con el entrenador personal. A mí me encanta comer y hacerlo en abundancia, por lo que con todas las dietas que había intentado seguir había tenido que enfrentarme al hambre y a los antojos, pero con esta no me ha pasado. Me parecía imposible comprender cómo podía comer tanto y, aun así, perder peso, porque siempre había pensado que cuanto menos comiera más peso perdería. Las sesiones de ejercicios son duras, pero solo duran 25 minutos, y eso las convierte en algo asequible. Durante el ciclo uno solía hacerlas en casa con la ayuda de los vídeos de YouTube o utilizando una aplicación que me ayudaba a controlar los tiempos, y eso significaba que después de 25 minutos había acabado y podía disfrutar de mi deliciosa comida.» Sophie

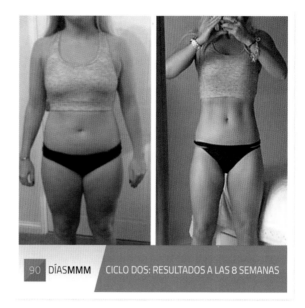

90 DÍASMMM CICLO DOS: RESULTADOS A LAS 8 SEMANAS

«Las sesiones de ejercicios son brillantes, me ha encantado mezclar las sesiones de HIIT y utilizar pesas, y cada semana que pasa me noto más fuerte. Aunque no he podido ceñirme al plan alimentario todo lo que debería porque estaba de vacaciones de Semana Santa, salí de copas alguna noche y estuve fuera 5 días, pero puedo afirmar que no me he saltado ni una sola sesión de ejercicios.» Sarah

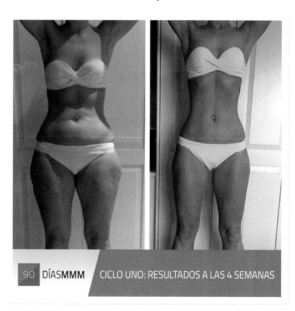

90 DÍASMMM CICLO UNO: RESULTADOS A LAS 4 SEMANAS

«Yo empecé a seguir a Joe en Instagram, y cuando vi las increíbles fotografías de las trasformaciones corporales, me apunté a su plan automáticamente. Llevaba años probando todas las dietas bajas en calorías y siempre me había sentido a disgusto con mi cuerpo, en especial con mis piernas, que parecen troncos de árbol, ¡y estaba obsesionada con el escalón triste! Después de ver la fotografía de mi propia transformación, me sorprendió darme cuenta de que los «troncos de árbol» por fin habían empezado a encoger. Nunca pensé que lo lograría porque siempre di por hecho que sencillamente era una chica con las piernas gordas y que no importaba el ejercicio que hiciera o la dieta baja en calorías que siguiera porque mis piernas siempre tendrían el mismo aspecto. Teniendo en cuenta que antes me obsesionaba pesarme a diario, después de ver mi fotografía creo que es increíble que realmente pese lo mismo que cuando empecé, pero haya perdido 20 centímetros de volumen. Ahora puedo afirmar que nunca volveré a obsesionarme con lo que ponga en el escalón triste. Me salté la dieta algunos días, pero seguí las sesiones de ejercicios HIIT al 100 %, las disfruté mucho, y estoy impaciente por introducir las pesas en el ciclo dos.» Rhonda

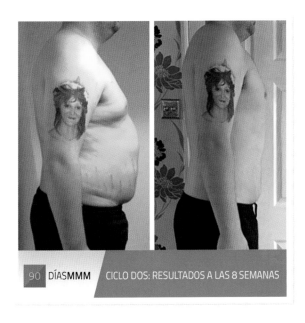

90 DÍASMMM    CICLO DOS: RESULTADOS A LAS 8 SEMANAS

★

«Durante meses, incluso años, nunca pensé en los alimentos que comía, y eso, sumado a una ausencia de ejercicio absoluta y al hecho evidente de que me iba haciendo mayor, le pasó factura a mi cuerpo. Las Navidades pasadas me miré al espejo y me di cuenta de que tenía que hacer algo. Encontré a Joe por pura casualidad, porque a un amigo le gustó uno de sus vídeos. Entonces investigué un poco y me encantó la forma que tenía Joe de mezclar el humor con el bienestar físico y la nutrición. Eso, sumado a los resultados, me animó y me apunté al #90dayssplan. Como estaba en muy mala forma, las primeras semanas del HIIT me resultaron duras —ya sabía que sería así—, pero mi determinación y el apoyo del equipo del entrenador personal me ayudaron a seguir adelante. Poco después me di cuenta de que estaba disfrutando de las sudadas que me pegaba a las 6 de la mañana, ¡ya sé que es muy raro! Cuando incorporé las pesas en el ciclo dos, me sentí muy raro, porque nunca había utilizado pesas. La organización es la clave definitiva. Los domingos paso dos horas en la cocina y así dejo preparadas mis comidas de toda la semana.» Danny

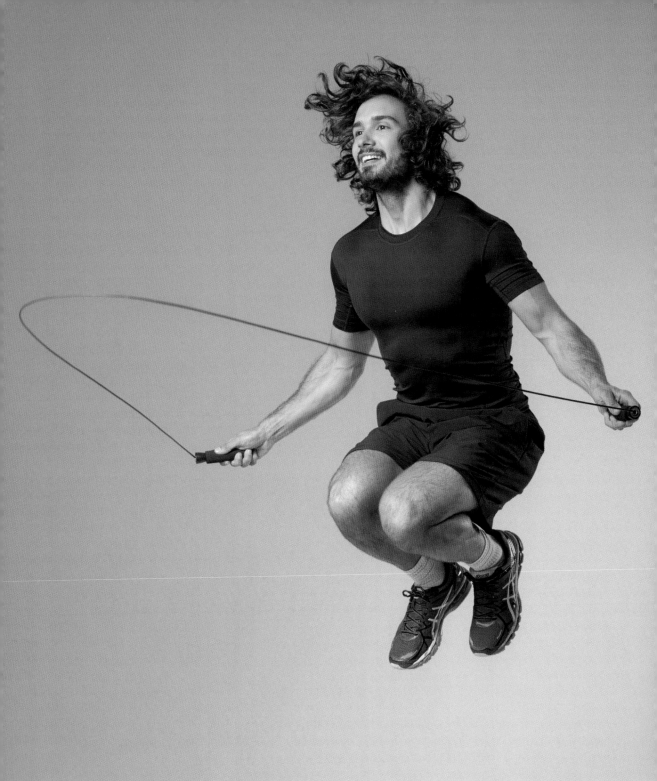

# UNA SEMANA NORMAL

//////////////////////////////////////////

He pensado que sería útil explicarte lo que como en una semana normal para darte algunas ideas que te ayuden a preparar tu plan de comidas. Verás que hay cosas que las como más de una vez a la semana, porque a mí me gusta preparar más cantidad de algunos platos y guardar el sobrante en la nevera para echar mano de ello cuando estoy más ocupado. Eso me ayuda a controlarme, porque es menos probable que decida comprar comida rápida en la calle cuando sé que la tengo preparada en casa.

También verás que siempre me tomo un batido de proteínas con miel inmediatamente después del entrenamiento. La glucosa eleva mis niveles de azúcar en sangre después del ejercicio, y eso conlleva la liberación de insulina, que envía la proteína a mis músculos y empieza a repararlos. Cuando me tomo un batido de proteínas como refrigerio a cualquier otra hora del día, no le pongo miel, me limito a mezclar una cucharada sopera de proteína en polvo con hielo y agua.

Normalmente, después de hacer ejercicio, como una hora después de acabar la sesión, pero, si lo prefieres, puedes comer un poco antes o un poco después. No importa lo pronto o tarde que hagas tus ejercicios, después de hacer deporte siempre tienes que elegir una de las recetas para recargar carbohidratos. En ese momento, tus músculos necesitan recargarse de glucógenos y alimentarse de proteínas para fortalecerse y reparar el tejido muscular.

Puede que pienses que soy un poco raro porque como hamburguesas o sofritos para desayunar, pero le estoy dando a mi cuerpo exactamente lo que necesita para quemar grasas y construir músculo. En cuanto empieces a ver más allá de tu caja de cereales y superes la sensación de estar comiendo para desayunar lo que normalmente comerías para cenar, empezarás a acostumbrarte. Es posible que tus colegas del trabajo piensen que estás loco cuando te vean engullir un sofrito a las nueve de la mañana, pero mientras ellos se comen esos cereales cargados de azúcar y ganan grasa, tú estarás alimentándote como un ganador y quemando grasa corporal.

Lo más importante es que consigas que tu plan alimentario se adapte a tu forma de vida, así que intenta ser flexible. Mientras hagas tres comidas y dos refrigerios a lo largo del día, quemarás grasa y ganarás musculatura.

## EL BATIDO DE PROTEÍNAS DE JOE

1 cda. (30 g) de proteína en polvo con sabor a vainilla
15 g de miel
100 g de hojas de espinacas baby
unos cuantos cubitos de hielo

### PREPARACIÓN

Métolo todo en la batidora con un buen chorro de agua y tritúralo hasta que quede cremoso.

//////////////////////

|  | LUNES | MARTES | MIÉRCOLES | JUEVES | VIERNES | SÁBADO | DOMINGO |
|---|---|---|---|---|---|---|---|
| **Entrenamiento: am** | HIIT de cardio 7 am |  | HIIT de resistencia 7 am |  | HIIT de resistencia 7 am | Día de descanso | Día de descanso |
| **Postentrenamiento** | El batido de proteínas de Joe |  | El batido de proteínas de Joe |  | El batido de proteínas de Joe |  |  |
| **Comida 1** | Bagel rascacielos | Salmón ahumado con beicon | Tortitas de proteínas | Arbolitos enanos a la plancha con espárragos y huevos | Burrito chico malo | Arbolitos enanos a la plancha con espárragos y huevos | Copos de avena con canela bajos en carbohidratos |
| **Tentempié** | 30 g nueces | Manzana | Salsa de aguacate con bastoncitos | 75 g de arándanos | Arbolitos enanos a la plancha con espárragos y huevos | Filete cremoso con espinacas | Batido de proteínas |
| **Comida 2** | Koftas de cordero con ensalada griega | Albóndigas de pavo con queso feta | Curri indio de pescado | Ensalada asiática de pato | Barquitos de lechuga con picada de pavo | La tarta de pollo de Joe | Curri verde tailandés |
| **Tentempié** | Batido de proteínas | Tortitas de atún y calabacín | 30 g de nueces | Batido de proteínas | 30 g de nueces | Crema de queso a las finas hierbas con apio | *Cupcakes* de proteínas |
| **Entrenamiento: pm** |  | HIIT de cardio 6 pm |  | HIIT de cardio 6 pm |  | Día de descanso | Día de descanso |
| **Postentrenamiento** |  | El batido de proteínas de Joe |  | El batido de proteínas de Joe |  |  |  |
| **Comida 3** | Teriyaki de salmón con fideos de calabacín | Ternera tailandesa rehogada | Lubina con coliflor especiada, guisantes y *paneer* | Arroz frito al curri con prisas | La tarta de pollo de Joe | Salgo a cenar* | Koftas de cordero con ensalada griega |

## *Conservar la forma cenando fuera

· · · · · · · · · · · · · · · · · · ·

Una de las cosas que más me gusta hacer es salir a cenar con la familia y los amigos. Tengo una filosofía muy sencilla en lo que se refiere a las comidas «mal hechas». Si sé que me voy a dar un buen banquete, prefiero ganármelo primero con una sesión rápida de HIIT de 20 minutos, así sé que podré disfrutar de los carbohidratos de más porque se convertirán en mi comida de recarga. Si salgo a comer fuera y no he entrenado, intento pedir platos que contengan grasas y proteínas, y olvidarme de los carbohidratos, y entonces elijo un filete o pescado a la plancha con mucha verdura y un buen chorro de aceite. Con el paso del tiempo, estas elecciones marcarán la diferencia y te ayudarán a mantener la forma.

|  | LUNES | MARTES | MIÉRCOLES | JUEVES | VIERNES | SÁBADO | DOMINGO |
|---|---|---|---|---|---|---|---|
| **Entrenamiento: am** | | | | | | | |
| **Postentrenamiento** | | | | | | | |
| **Comida 1** | | | | | | | |
| **Tentempié** | | | | | | | |
| **Comida 2** | | | | | | | |
| **Tentempié** | | | | | | | |
| **Entrenamiento: pm** | | | | | | | |
| **Postentrenamiento** | | | | | | | |
| **Comida 3** | | | | | | | |

UTILIZA ESTA TABLA PARA PLANIFICAR TUS COMIDAS Y SESIONES DE EJERCICIOS DE LA SEMANA

## Organízate como un profesional

Espero que las recetas del libro te gusten tanto como a mí y que te inspiren, empieces a cocinar más y te organices como un profesional para que puedas conseguir el cuerpo saludable que quieres. Pero recuerda que quemar grasas conlleva tiempo, dedicación y constancia. Puedes ponerte en forma y lo conseguirás, solo has de esforzarte y adquirir hábitos al más puro estilo Adelgaza en 15.

# LOS HÉROES DE ADELGAZA EN 15

////////////////////////////////////////////

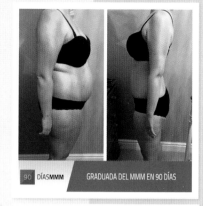

90 DÍASMMM — GRADUADA DEL MMM EN 90 DÍAS

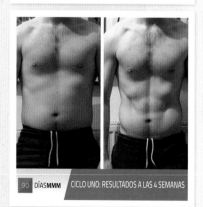

90 DÍASMMM — GRADUADA DEL MMM EN 90 DÍAS

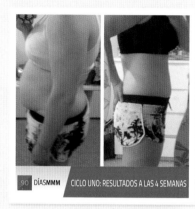

90 DÍASMMM — CICLO UNO: RESULTADOS A LAS 4 SEMANAS

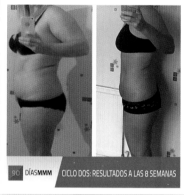

90 DÍASMMM — CICLO DOS: RESULTADOS A LAS 8 SEMANAS

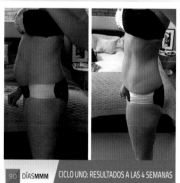

90 DÍASMMM — CICLO UNO: RESULTADOS A LAS 4 SEMANAS

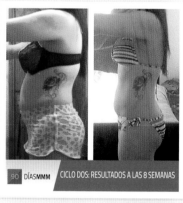

90 DÍASMMM — CICLO DOS: RESULTADOS A LAS 8 SEMANAS

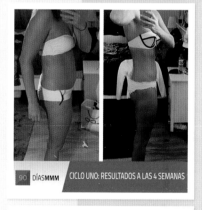

90 DÍASMMM — CICLO UNO: RESULTADOS A LAS 4 SEMANAS

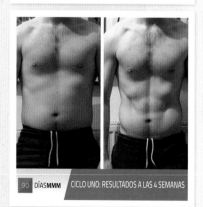

90 DÍASMMM — CICLO UNO: RESULTADOS A LAS 4 SEMANAS

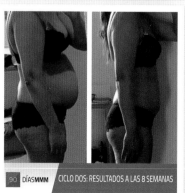

90 DÍASMMM — CICLO DOS: RESULTADOS A LAS 8 SEMANAS

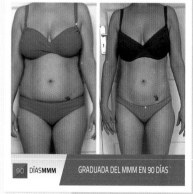

90 DÍASMMM — GRADUADA DEL MMM EN 90 DÍAS

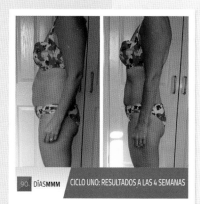

90 DÍASMMM    CICLO UNO: RESULTADOS A LAS 4 SEMANAS

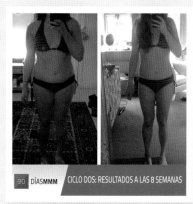

90 DÍASMMM    CICLO DOS: RESULTADOS A LAS 8 SEMANAS

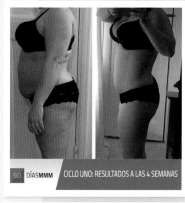

90 DÍASMMM    CICLO UNO: RESULTADOS A LAS 4 SEMANAS

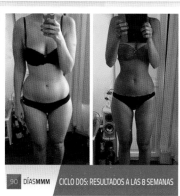

90 DÍASMMM    CICLO DOS: RESULTADOS A LAS 8 SEMANAS

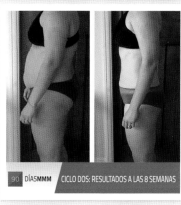

90 DÍASMMM    CICLO DOS: RESULTADOS A LAS 8 SEMANAS

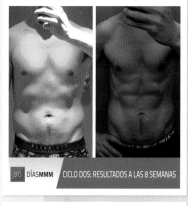

90 DÍASMMM    CICLO DOS: RESULTADOS A LAS 8 SEMANAS

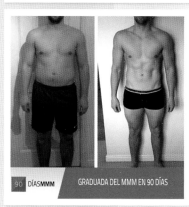

90 DÍASMMM    GRADUADA DEL MMM EN 90 DÍAS

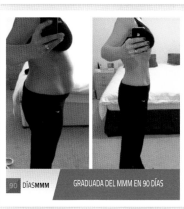

90 DÍASMMM    GRADUADA DEL MMM EN 90 DÍAS

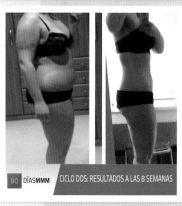

90 DÍASMMM    CICLO DOS: RESULTADOS A LAS 8 SEMANAS

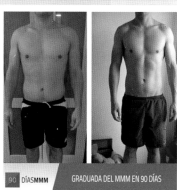

90 DÍASMMM    GRADUADA DEL MMM EN 90 DÍAS

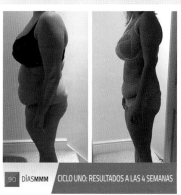

90 DÍASMMM    CICLO UNO: RESULTADOS A LAS 4 SEMANAS

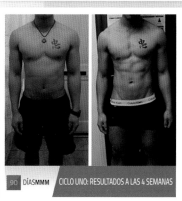

90 DÍASMMM    CICLO UNO: RESULTADOS A LAS 4 SEMANAS

# ÍNDICE

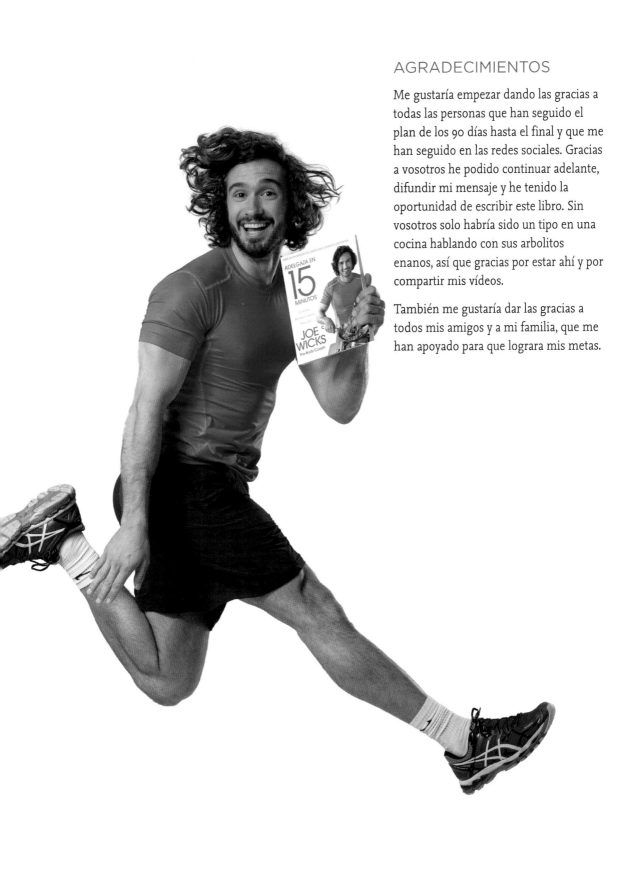

## AGRADECIMIENTOS

Me gustaría empezar dando las gracias a todas las personas que han seguido el plan de los 90 días hasta el final y que me han seguido en las redes sociales. Gracias a vosotros he podido continuar adelante, difundir mi mensaje y he tenido la oportunidad de escribir este libro. Sin vosotros solo habría sido un tipo en una cocina hablando con sus arbolitos enanos, así que gracias por estar ahí y por compartir mis vídeos.

También me gustaría dar las gracias a todos mis amigos y a mi familia, que me han apoyado para que lograra mis metas.

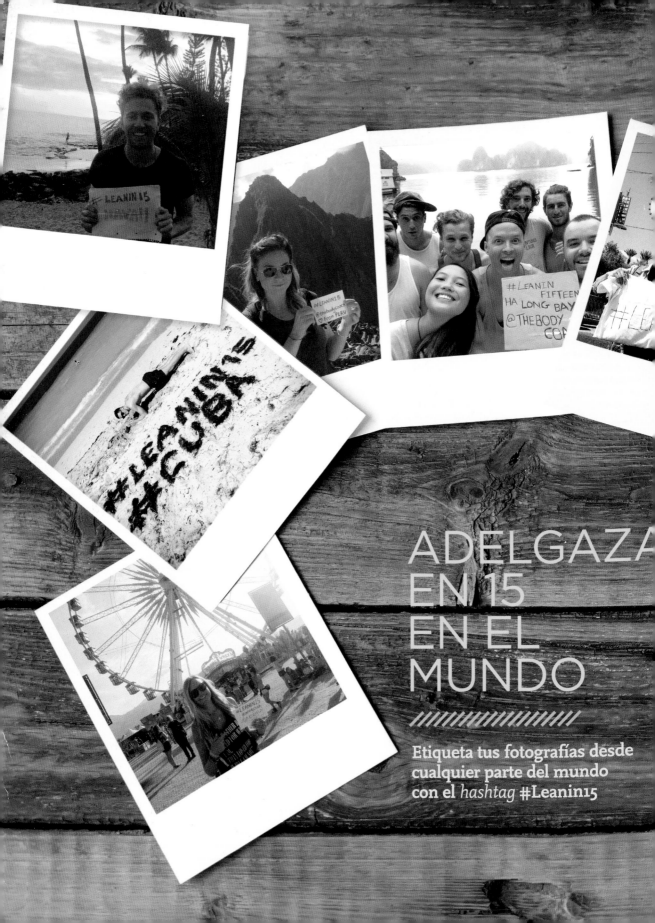

# ADELGAZA EN 15 EN EL MUNDO

////////////////////

Etiqueta tus fotografías desde cualquier parte del mundo con el *hashtag* #Leanin15

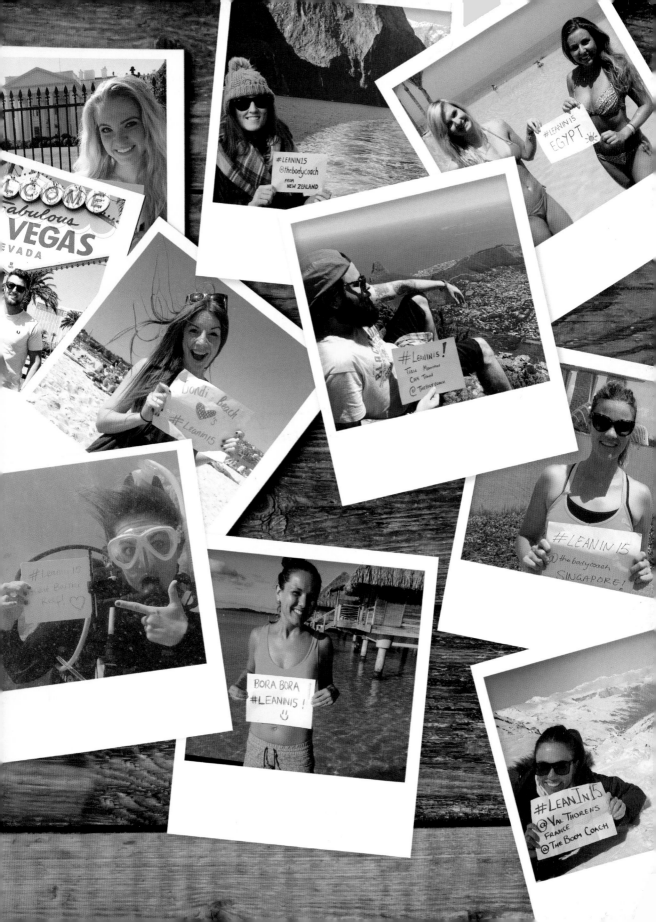